Linus und Lina
bei den Schummelpiraten

Workbook für:

_____

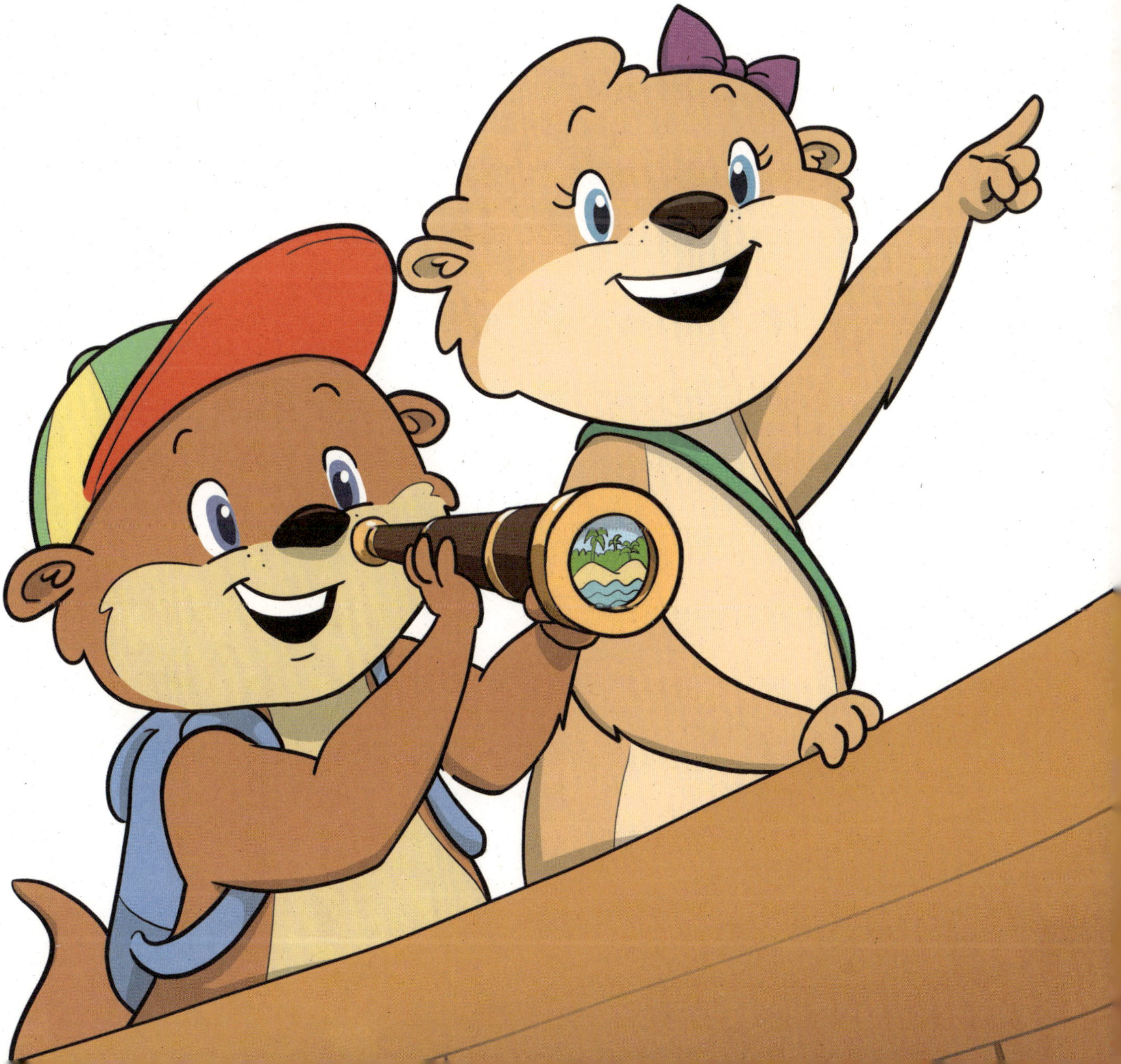

Inhaltsverzeichnis

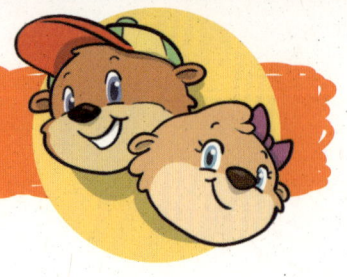

Bei den Schummelpiraten warten spannende Abenteur
auf Linus und Lina und viele Übungen und Spiele auf dich.

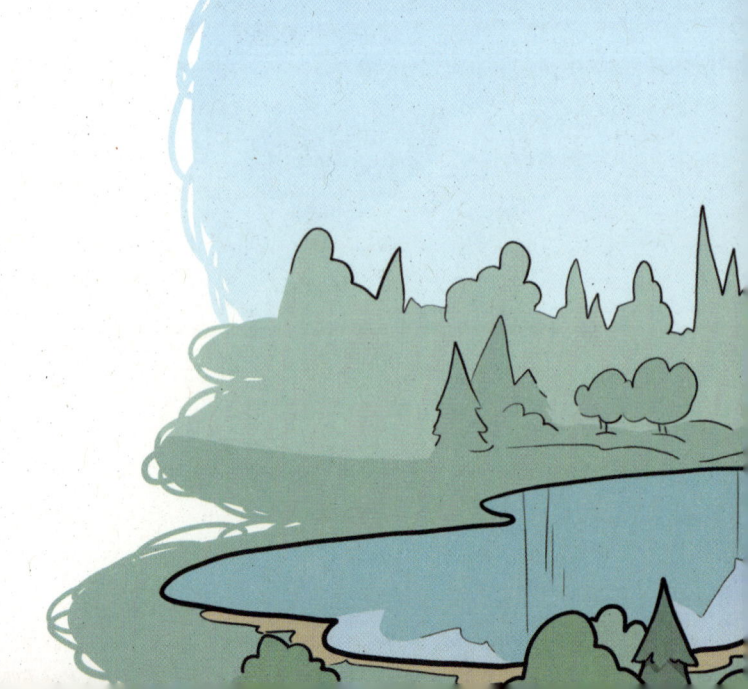

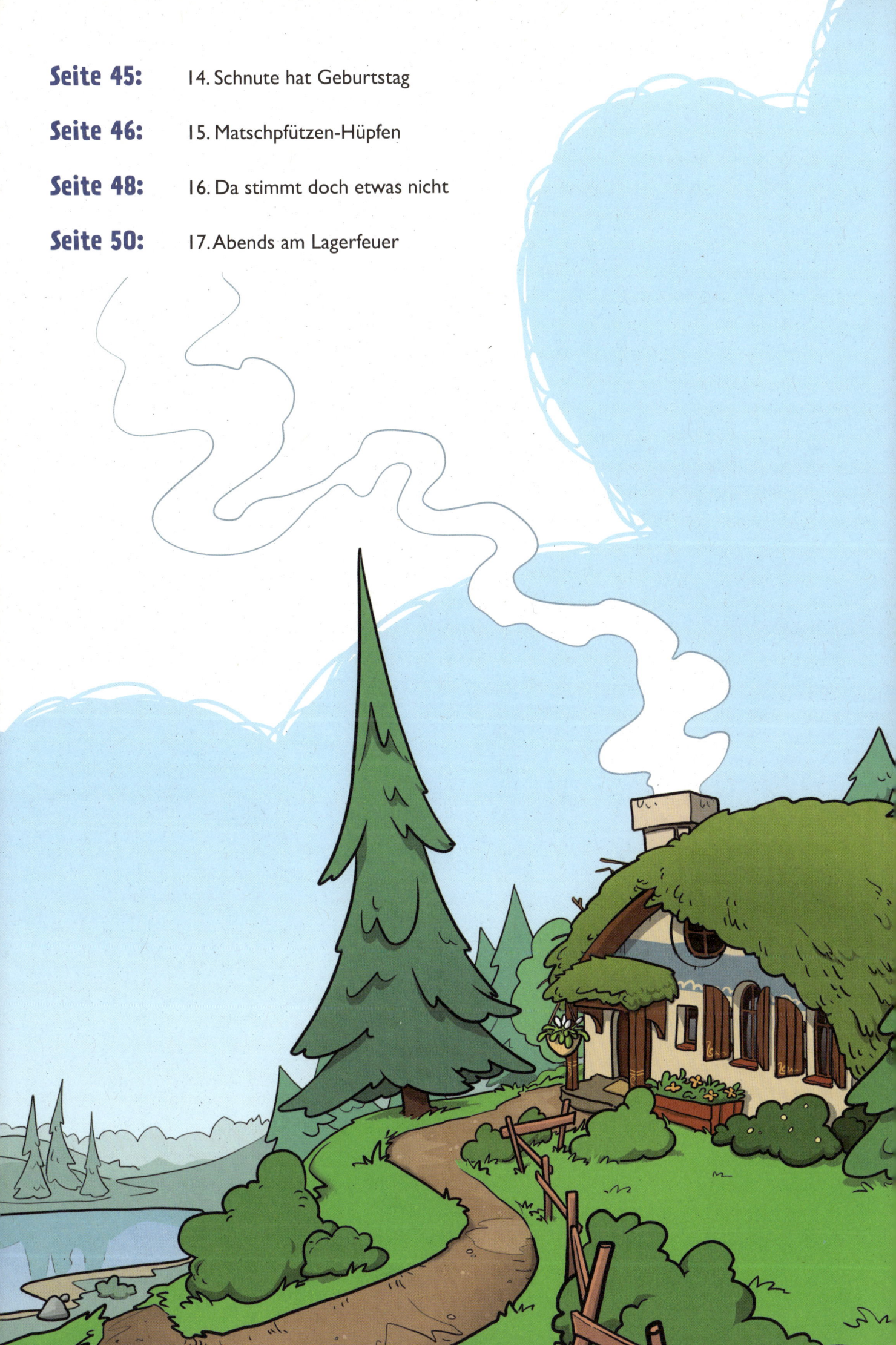

Liebe Eltern,

gerade in der Artikulationstherapie ist es unbeschreiblich wichtig, dass mit den Kindern viel spielerisch und möglichst alltagsnah geübt wird. Daher haben wir uns verschiedene Spiele ausgedacht, die ihrem Kind den Laut /sch/ näherbringen sollen.
Da viele Kinder Schwierigkeiten haben, den geübten Laut in Sätze einzubauen oder in die Alltagssprache zu übernehmen, basiert dieses Heft exakt auf diesen Schwerpunkten.

Spielen Sie mit Ihrem Kind ein Spiel aus diesem Heft und üben Sie gemeinsam bei jedem Würfeln. Sie werden sehen, dass sich bereits bei 10 – 15 Minuten täglichen Übens erste Erfolge und schnelle Fortschritte einstellen werden.

Ihre behandelnden Therapeuten (m/w/d) werden Ihnen die für Ihr Kind angebrachten Spiele erklären. Dabei kann es sein, dass (noch) nicht alle Spiele für Ihr Kind geeignet sind. Bitte üben Sie nur die von Ihrem Therapeuten empfohlenen Spiele, damit Ihr Kind nicht über-/unterfordert wird.
Bei Fragen zu den Spielen wenden Sie sich bitte direkt an Ihre behandelnden Therapeuten (m/w/d).

Viel Spaß mit Linus und Lina wünschen Ihnen,
Anna Mattersberger & Tanja Weskamp-Nimmergut

A. Mattersberger &
T. Weskamp-Nimmergut

Hallo liebe Kinder,

zusammen mit Linus und Lina beginnt das Abenteuer bei den Schummelpiraten. Ja, ihr habt richtig gehört!
Die Schummelpiraten sind dafür bekannt, dass sie bei Spielen immer schummeln. In diesem Workbook ist es euch „ausnahmsweise" erlaubt zu schummeln. Aber nur bei den Spielen und nicht beim Sprechen schummeln.

So, nun dürft ihr Linus und Lina begleiten und mit ihnen gemeinsam das Abenteuer bei den Schummelpiraten erleben.

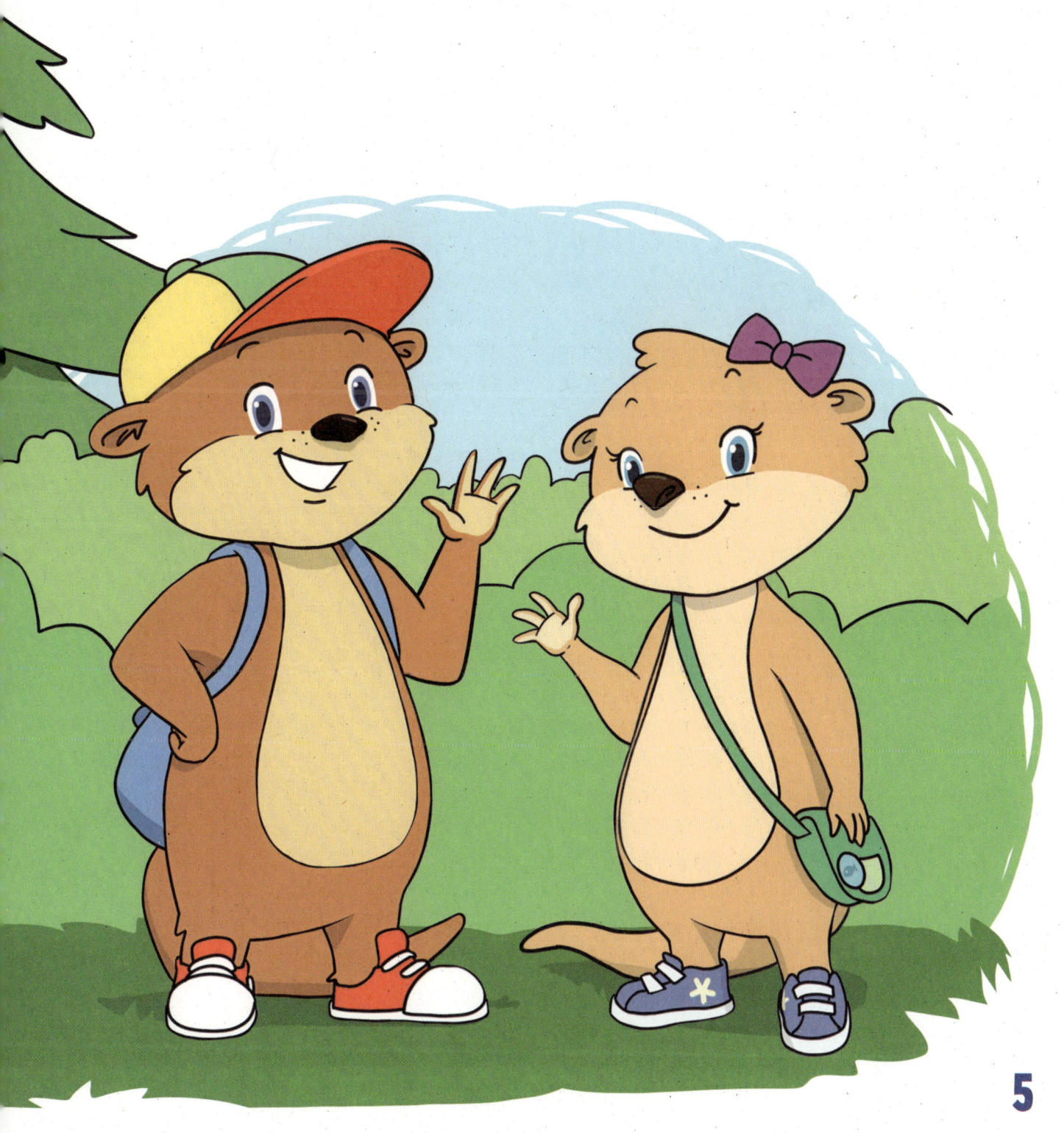

„Mir ist langweilig!", sagt Linus. „Ich will raus!"
Den Kopf in die Pfoten gestützt schaut er zum Fenster hinaus.
Lina, die am Schreibtisch sitzt und malt, schaut auf.
„Wo willst du denn hin?", fragt sie.
„Weiß nicht …", murmelt Linus.
Er tapst hinüber zu seiner Schwester und blickt ihr über die Schulter.
„Was malst du da?", fragt er.
Lina deutet auf eine kreisrunde, gelbe Fläche, deren Ränder übersät
sind von bunten Punkten. Drum herum ist alles blau.
„Das ist die Insel der Regenbogenmuscheln", sagt sie.
„Eine einsame Insel mitten im Meer."

Sofort hellt sich Linus' Blick auf. „Da will ich hin!"
Lina runzelt die Stirn. „Diese Insel hab ich mir doch ausgedacht …"
Linus tippt aufgeregt auf Linas Blatt und sagt: „Aber du kannst sie
dir ja ganz genau vorstellen, oder? Dann kann uns der Strudel
bestimmt auch dahin bringen!"

Bevor Lina etwas erwidern kann, hat Linus sich schon
sein Glücks-Käppi geschnappt. Er hält Lina ihren
Rucksack hin und sagt: „Los! Wir müssen packen!"
Lina zögert nicht lange. Sie ist mindestens genauso
neugierig wie Linus, ob der magische Strudel im
Kleinen See sie zu ihrer Insel bringen kann.

Ruckzuck packen die beiden ihre Sachen.
Sie verabschieden sich von Mama und Papa Otter.
Und kurz darauf stehen sie auch schon am Ufer
des Kleinen Sees, an dem ihr Bau liegt. Die Sonne
scheint. Ein leichter Wind schiebt kleine Wellen
über das Wasser.
Lina beschreibt ihrem Bruder ganz genau,
wie sie sich die Insel der Regenbogenmuscheln
vorstellt. Dann waten die beiden ins Wasser.
Als es tief genug ist, springen sie kopfüber hinein.

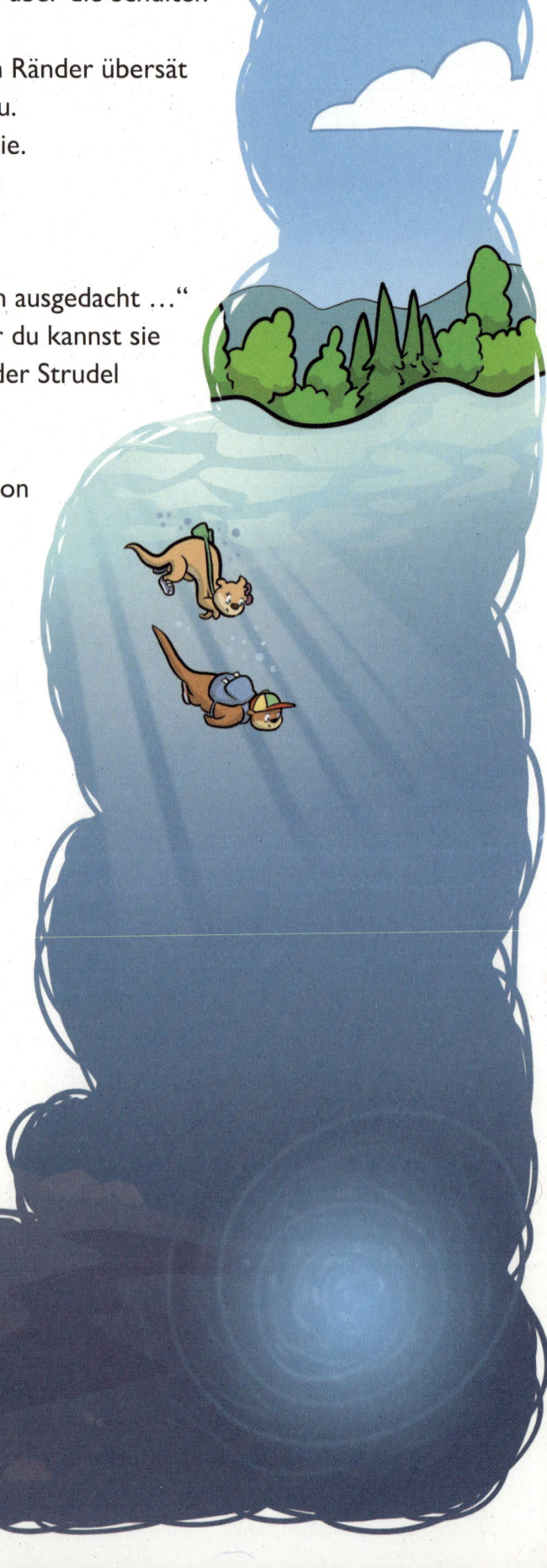

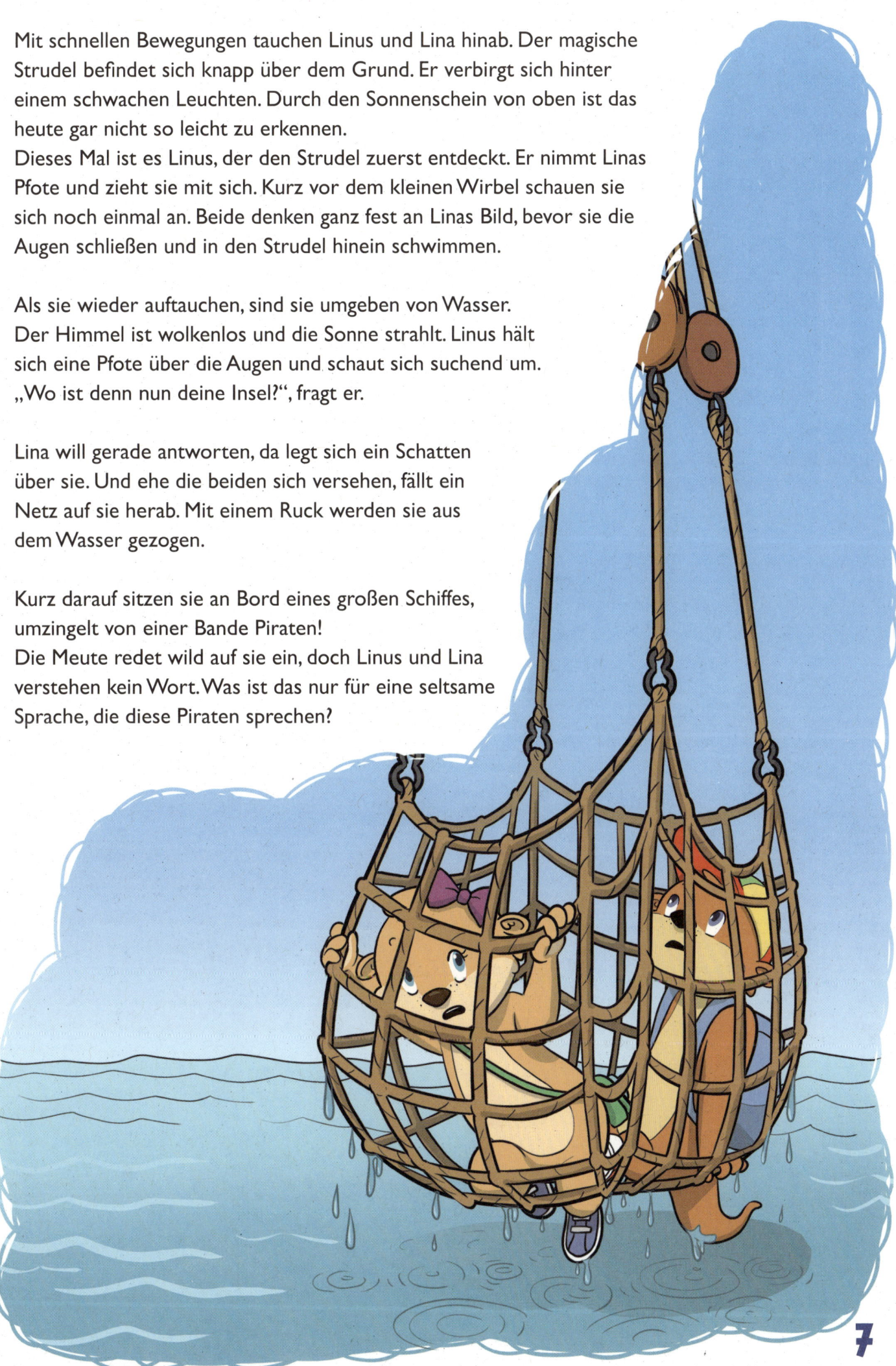

Mit schnellen Bewegungen tauchen Linus und Lina hinab. Der magische Strudel befindet sich knapp über dem Grund. Er verbirgt sich hinter einem schwachen Leuchten. Durch den Sonnenschein von oben ist das heute gar nicht so leicht zu erkennen.

Dieses Mal ist es Linus, der den Strudel zuerst entdeckt. Er nimmt Linas Pfote und zieht sie mit sich. Kurz vor dem kleinen Wirbel schauen sie sich noch einmal an. Beide denken ganz fest an Linas Bild, bevor sie die Augen schließen und in den Strudel hinein schwimmen.

Als sie wieder auftauchen, sind sie umgeben von Wasser. Der Himmel ist wolkenlos und die Sonne strahlt. Linus hält sich eine Pfote über die Augen und schaut sich suchend um. „Wo ist denn nun deine Insel?", fragt er.

Lina will gerade antworten, da legt sich ein Schatten über sie. Und ehe die beiden sich versehen, fällt ein Netz auf sie herab. Mit einem Ruck werden sie aus dem Wasser gezogen.

Kurz darauf sitzen sie an Bord eines großen Schiffes, umzingelt von einer Bande Piraten!
Die Meute redet wild auf sie ein, doch Linus und Lina verstehen kein Wort. Was ist das nur für eine seltsame Sprache, die diese Piraten sprechen?

1. Der Laut /sch/

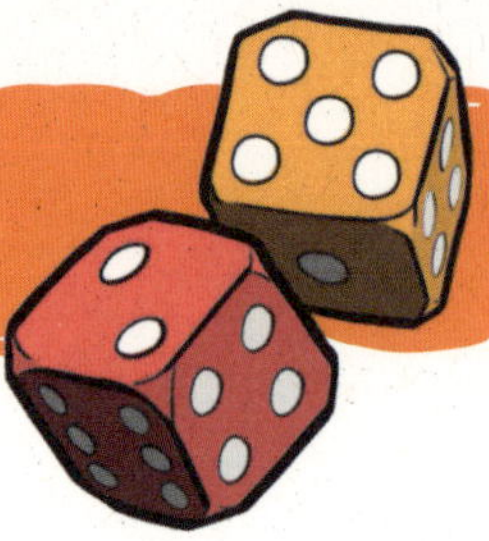

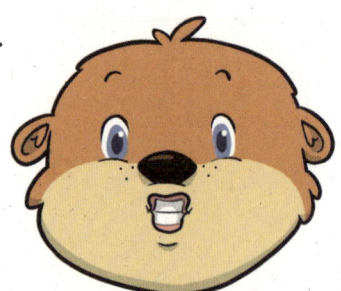

Damit Linus und Lina die Piraten verstehen können und umgekehrt, müssen sie fleißig den Laut /sch/ üben. Hilfst du ihnen dabei, wie eine alte Dampflok zu zischen?

Dafür schließt du die Zähne und formst mit den Lippen eine Schnute. Nun kannst du die Luft rauschen lassen: **sch - sch - sch - sch - sch**

Wenn das gut klappt, kannst du dir dein Lieblingsspiel aussuchen (geeignet sind z. B. Brett-/ Würfelspiele, Puzzle, Bausteine usw.) und immer, wenn du dran bist, lässt du die Luft rauschen.

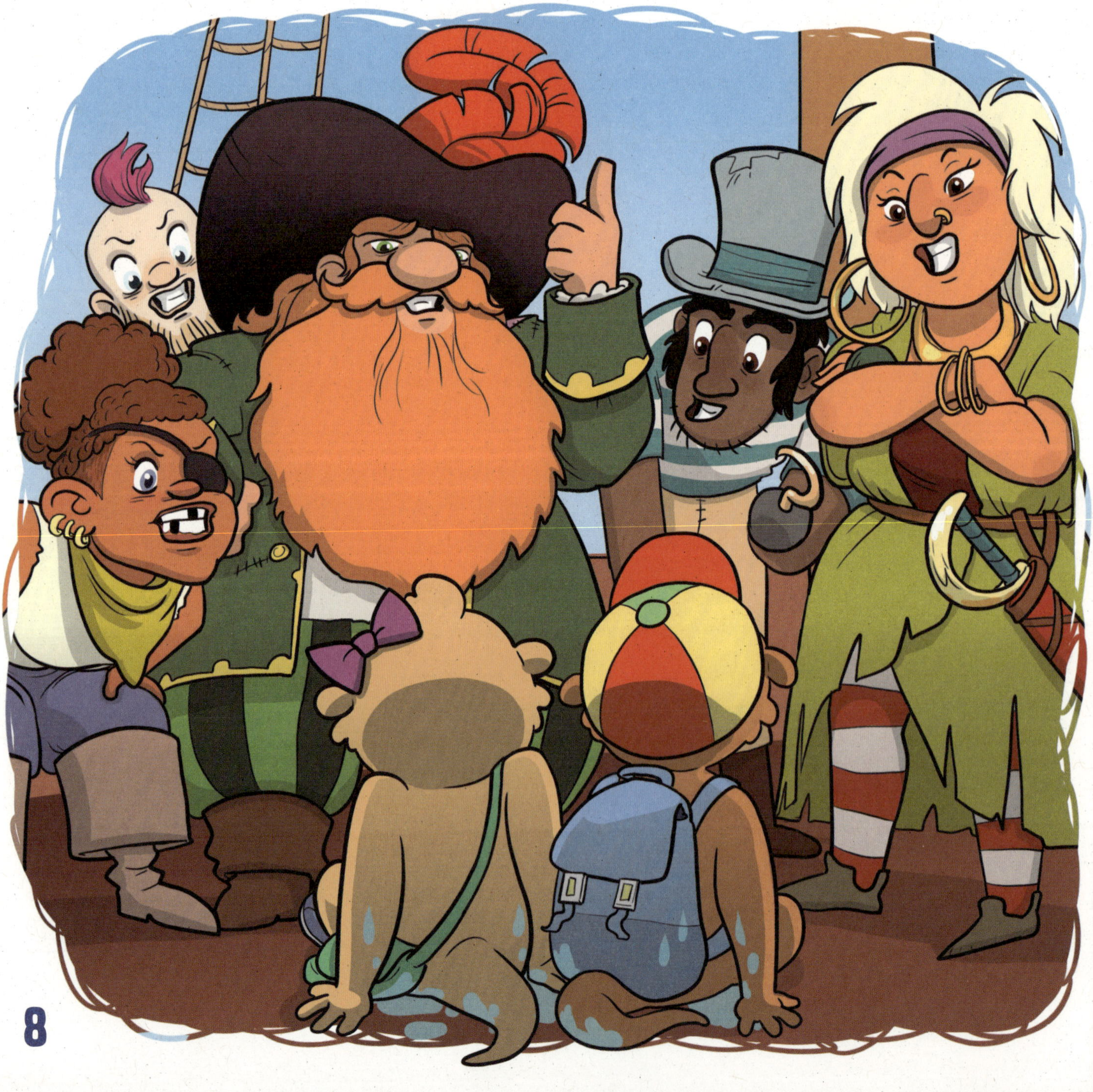

2. „Piratisch" lernen

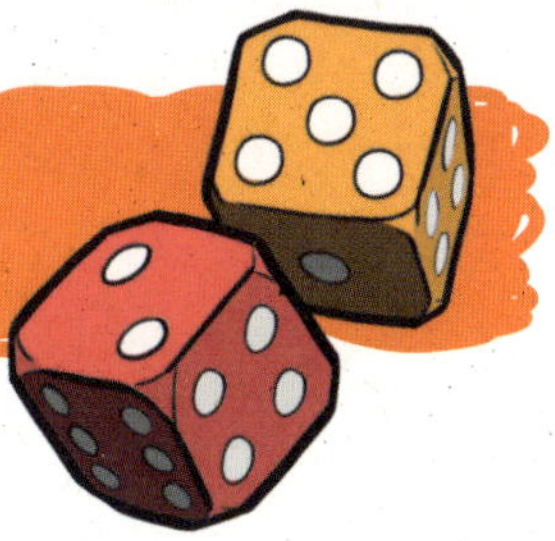

Nach einer Weile können Linus und Lina das neue Geräusch schon sehr gut.
Nun wollen sie natürlich auch „Piratisch" lernen.

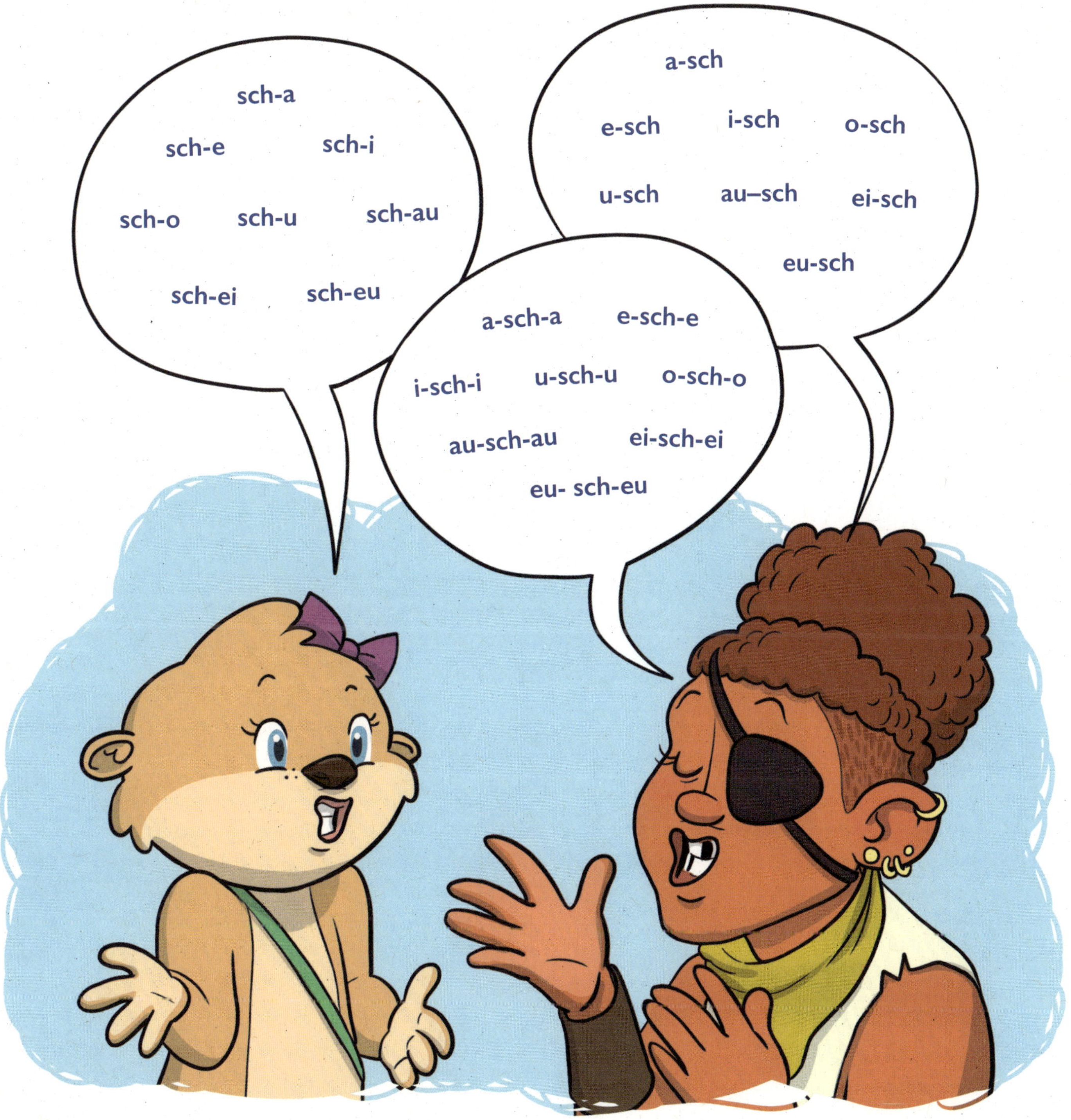

sch-a

sch-e   sch-i

sch-o   sch-u   sch-au

sch-ei   sch-eu

a-sch

e-sch   i-sch   o-sch

u-sch   au–sch   ei-sch

eu-sch

a-sch-a   e-sch-e

i-sch-i   u-sch-u   o-sch-o

au-sch-au   ei-sch-ei

eu- sch-eu

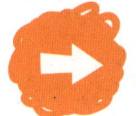

Material: Spiegel, Spiele, Puzzle, Bausteine usw.

Anleitung: Nehmt euch wieder ein Spiel und sprecht immer,
wenn ihr dran seid, die Quatschwörter.

Doch kaum, dass sie die Worte der Piraten verstehen, werden Linus und Lina auch schon hochgescheucht. Ein schlaksiger Pirat mit zotteligen schwarzen Haaren drückt ihnen zwei Eimer in die Pfoten. „Genug rumgelungert!", knurrt er. „Ihr seid jetzt Gefangene der Schummelpiraten! Und wenn ihr nicht über die Planke gehen wollt, macht ihr euch gefälligst nützlich!"

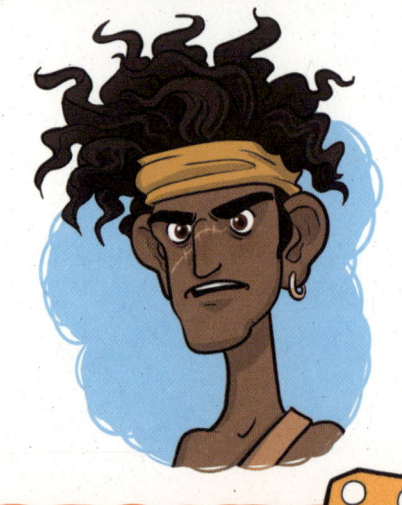

3. Wasser schleppen

Linus und Lina müssen Wasser einholen. Davon brauchen die Schummelpiraten eine ganze Menge. Immer wieder lassen die beiden die leeren Eimer an einem Seil ins Wasser hinab. Wenn sie bis zum Rand gefüllt sind, müssen Linus und Lina sie wieder nach oben ziehen. Uff, ganz schön anstrengend!

Dabei finden sie in den Eimern aber auch jede Menge Gegenstände, die die Schummelpiraten verloren haben.

 **Material:** Spielfiguren, Würfel

Anleitung: Stellt eure Spielfiguren auf das Schiff, nehmt euch einen Würfel und los geht es. Jedes Mal, wenn ihr über ein Feld mit einem Bild gelaufen seid, oder darauf stehen bleibt, müsst ihr sagen, was auf dem Bild zu sehen ist. Wer als erster wieder zurück auf dem Schiff ist, der hat gewonnen.
Auf den schwarzen Kreuzen dürft ihr schummeln.

Schummeln: Landet eure Spielfigur auf einem schwarzen Kreuz dürft ihr einen Mitspieler auf ein anderes schwarzes Kreuz stellen.

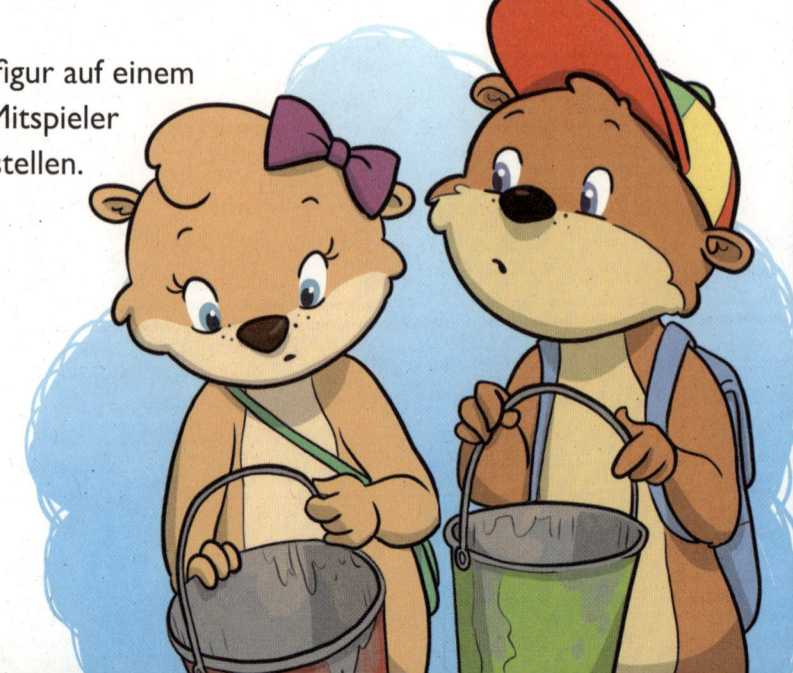

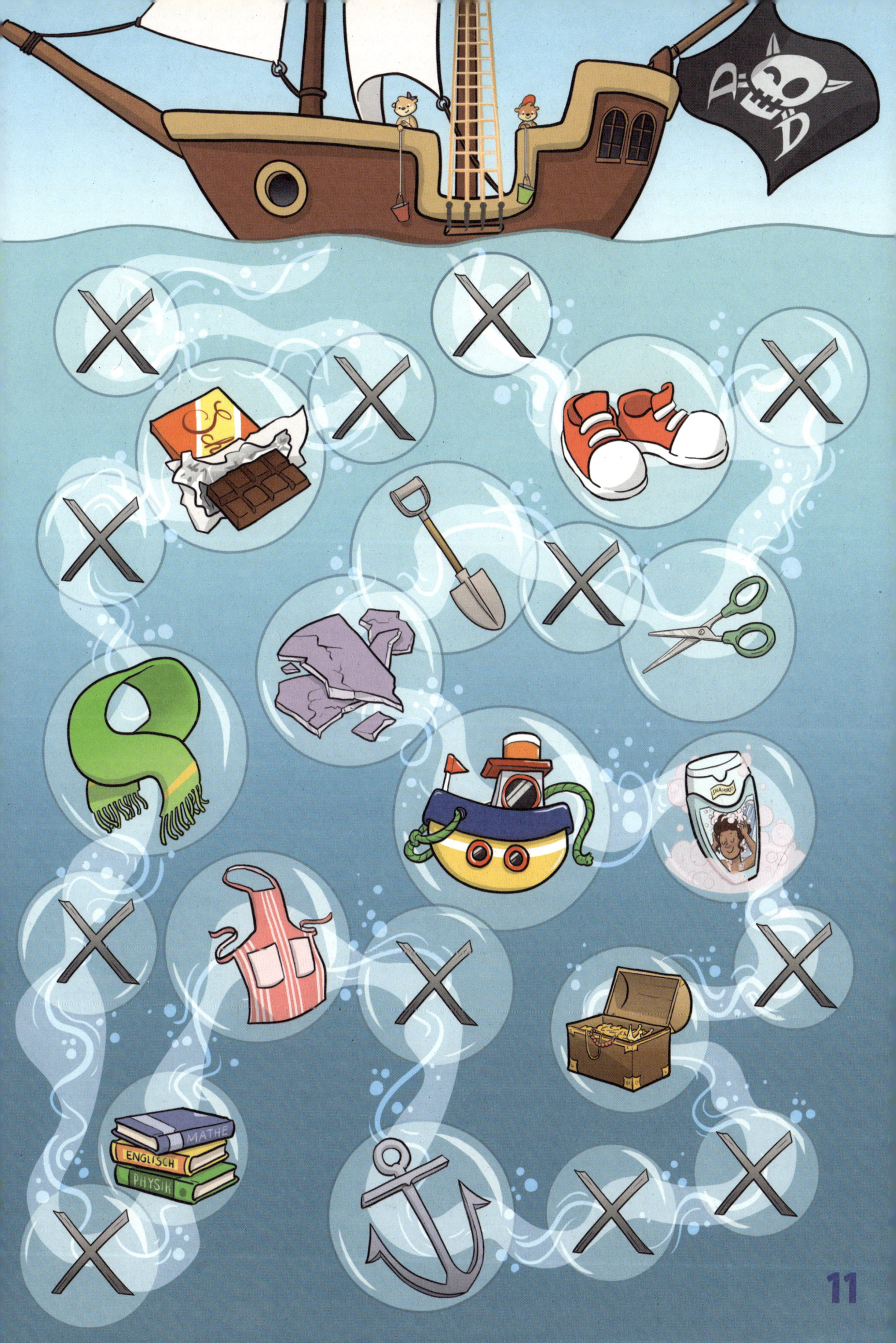

4. Deck schrubben

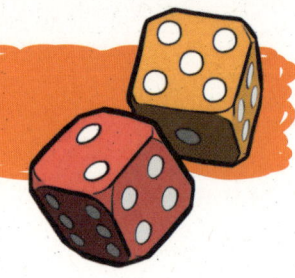

Als Nächstes müssen Linus und Lina das Decken schrubben.

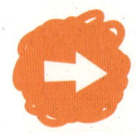 **Material:** Muggelsteine, kleine Nudeln, Smarties, kleine Steine o. ä., Würfel

Anleitung: Du kannst ihnen dabei helfen, indem du einen kleinen Gegenstand auf jedes Bild legst. Das können z. B. Muggelsteine oder kleine Nudeln sein. Am besten suchst du dir noch einen Mitspieler. Zu zweit schrubbt es sich schneller.

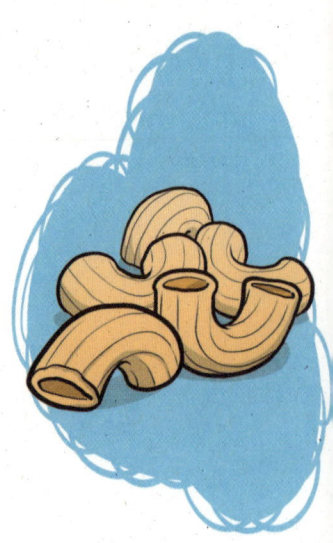

Nun würfelt ihr und benennt das Bild. Wenn ihr korrekt gesprochen habt, dürft ihr den kleinen Gegenstand vom Bild nehmen. Wer die meisten Gegenstände gesammelt hat, gewinnt.

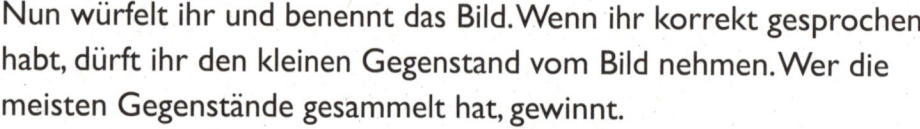

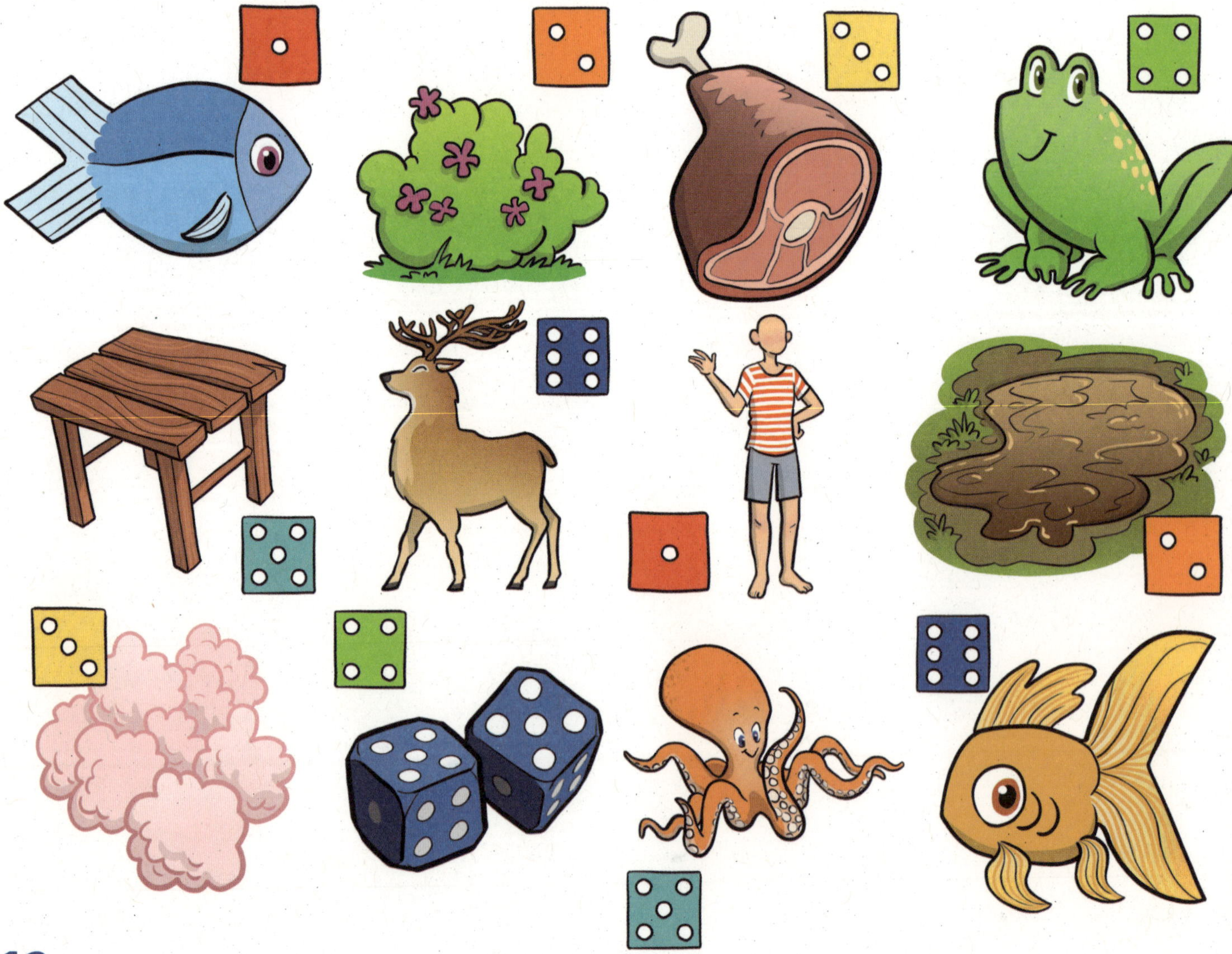

Ächzend robben Linus und Lina nebeneinander über die Planken. Die Sonne scheint erbarmungslos auf sie herab. Als die Piraten sie einen Moment nicht beachten, lassen die beiden sich im Schatten der Bordwand auf den Boden sinken. Sie sind völlig außer Atem.

Linus schnauft. „Ich wollte ein Abenteuer erleben, nicht putzen!"

„Sollen wir schnell ins Wasser springen und nach Hause strudeln?", fragt Lina. „Aber wir wollten doch deine Insel finden!"

„Wenn wir versuchen davon zu schwimmen, folgen uns die Piraten bestimmt", sagt Lina. „Und wenn sie uns erwischen, ziehen sie uns das Fell über die Ohren!"

Linus überlegt. Sein Blick wandert zu einer Gruppe Piraten, die sich über eine umgedrehte Kiste beugen. Sie sind in ein Kartenspiel vertieft.

„Vielleicht können wir unsere Freiheit zurückgewinnen …"

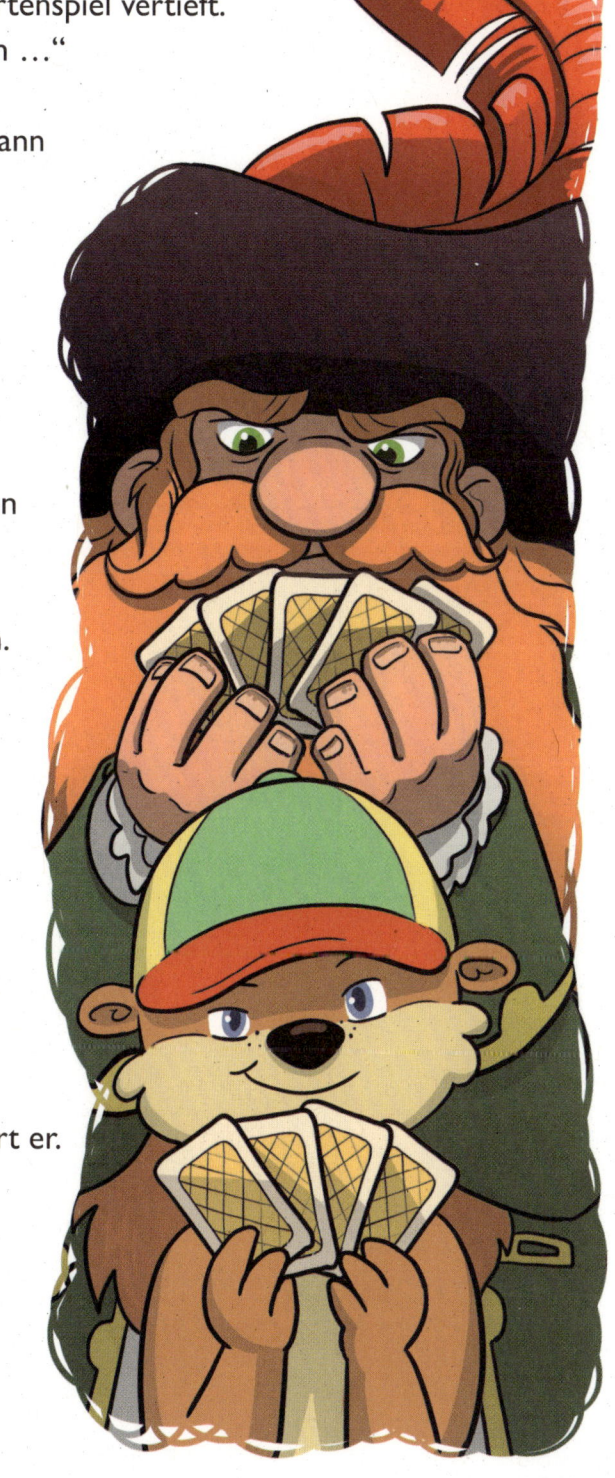

„Ich weiß nicht", sagt Lina. „Gegen Schummelpiraten kann man doch gar nicht gewinnen."

„Klar!" Linus grinst. „Wir schummeln einfach auch!"

Lina will etwas erwidern, doch da ruft Linus den Schummelpiraten schon zu: „Hey, wir fordern euch zu einer Runde Memo heraus! Wenn wir gewinnen, sind wir frei!"

Die Piraten schauen die beiden feixend an. Einer von ihnen ruft: „Käpt'n, hast du das gehört? Die Bisamratten fordern uns heraus!"

Linus will etwas sagen, aber Lina hält ihn zurück.

Ein großer, bärtiger Mann ist an den Spieltisch getreten. Er schaut Linus und Lina aufmerksam an, bevor er mit tiefer Stimme fragt er: „Und wenn wir gewinnen?"

„Dann zeigen wir euch den Weg zur Insel der Regenbogenmuscheln!", sagt Lina. „Dort ist ein großer Schatz versteckt!"

Der Pirat überlegt kurz, dann nickt er. „Abgemacht! Ich, Käpt'n Scholli, nehme eure Herausforderung an!"

Während die Piraten grölen, schaut Linus seine Schwester von der Seite an.

„Wir wissen doch gar nicht, wo die Insel ist …", flüstert er. „Oder ob es da irgendwas gibt!"

„Das wissen die Piraten ja nicht", antwortet Lina. „Du hast doch gesagt, wir müssen auch schummeln!"

5. Memo spielen

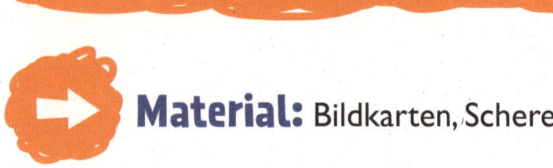

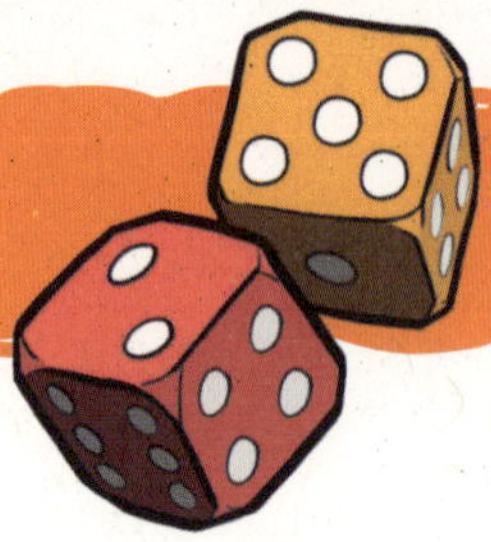

Material: Bildkarten, Schere

Anleitung: Schneide dafür die Bildkarten aus und lege alle Karten verdeckt auf den Tisch. Such dir einen Mitspieler, der die Rolle des Käpt'n übernimmt. Ihr spielt abwechselnd und deckt immer zwei Karten auf, um Pärchen zu suchen und sie zu benennen. Hast du die Begriffe richtig ausgesprochen, darfst du das Pärchen behalten. Wer am Ende die meisten Pärchen hat, hat gewonnen.

Schummeln: Schummeln funktioniert bei diesem Spiel ganz leicht. Ihr dürft gerne auch mal unter die Karten gucken und euch vergewissern, ob hier das von euch gesuchte Bild liegt.

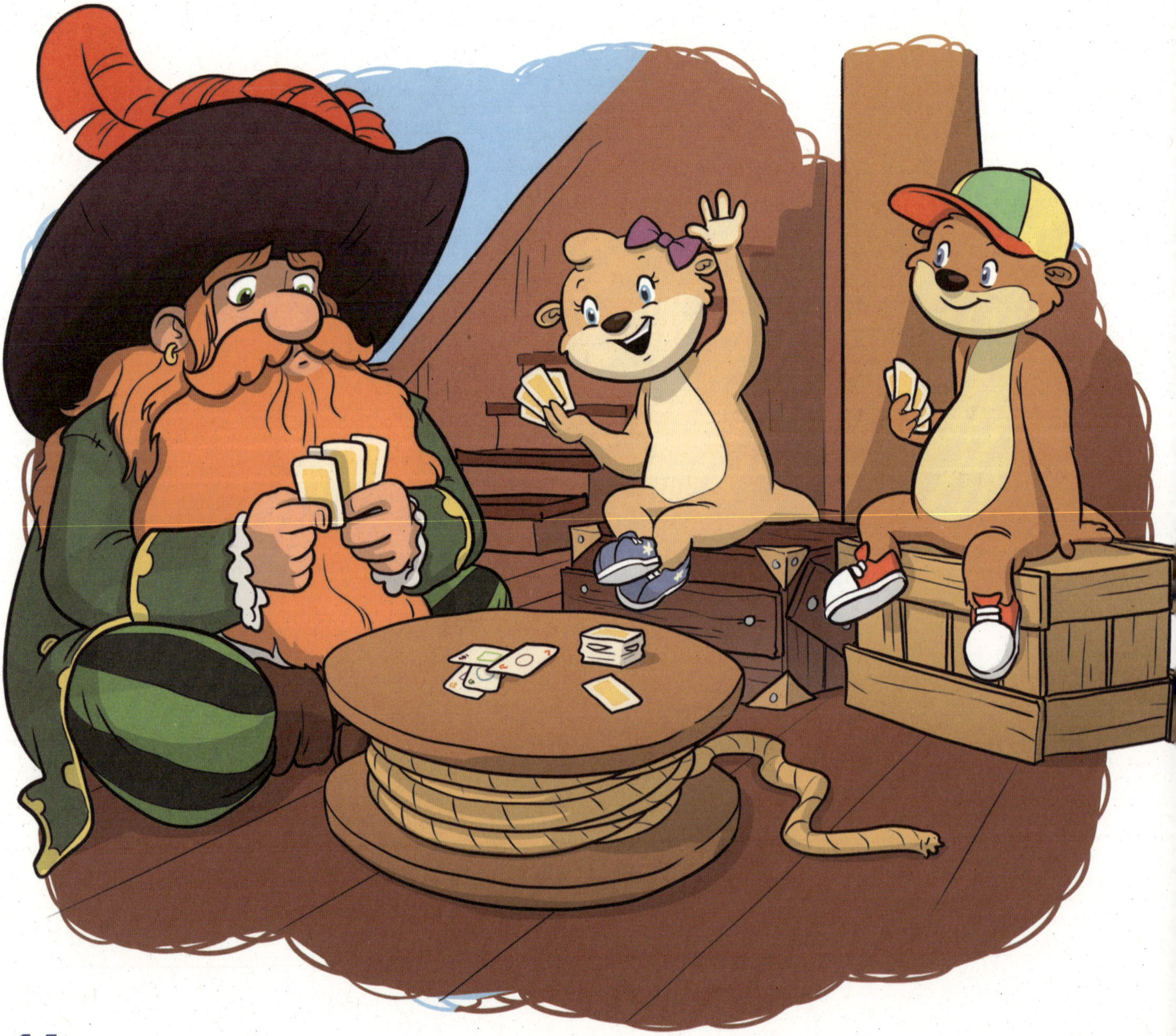

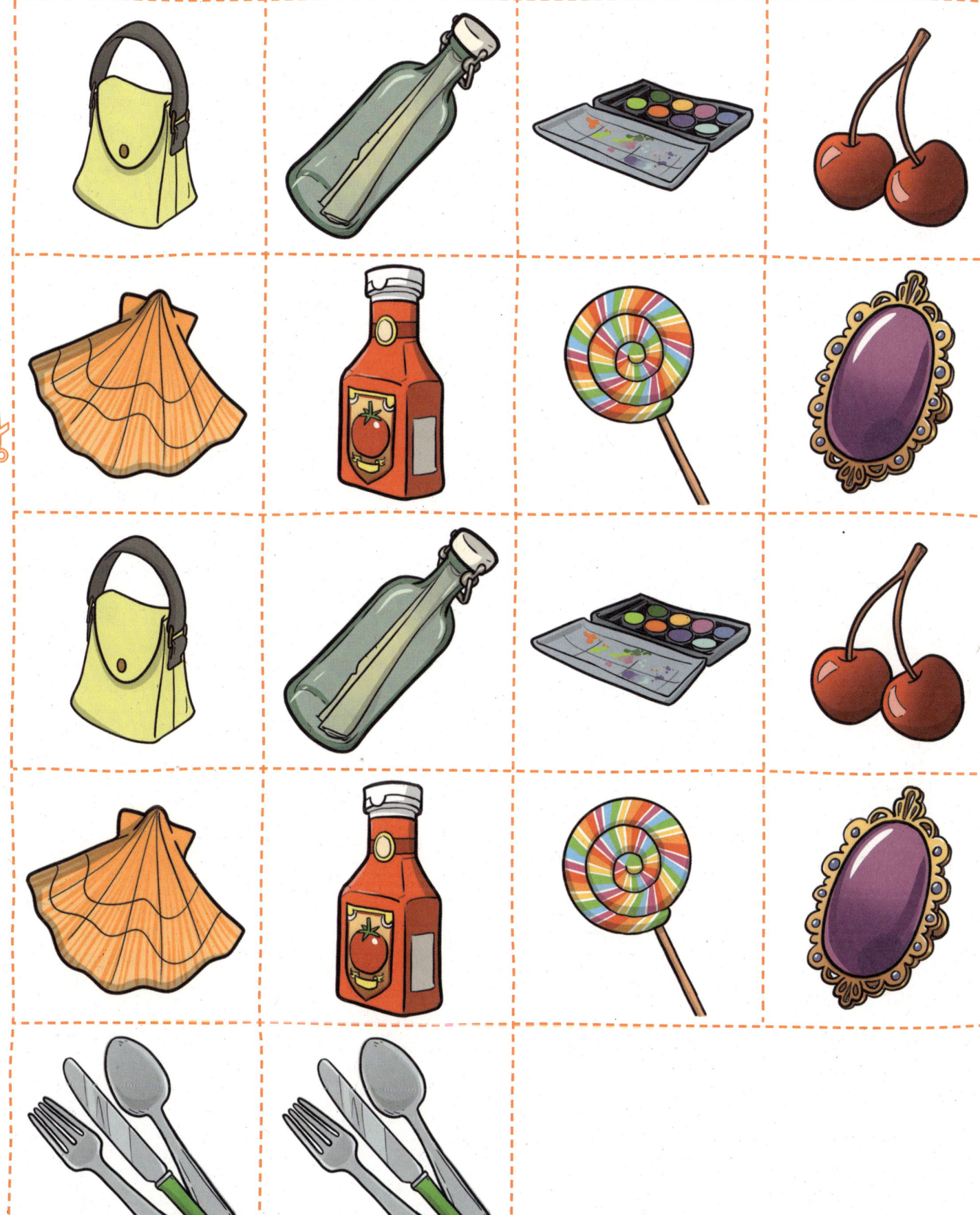

„Gewonnen!", ruft Lina. Sie schnappt sich das letzte Pärchen.
„Wir sind frei!"
Einen Moment lang starrt der Käpt'n sie sprachlos an.
Dann verzieht sich der Mund unter seinem Bart zu
einem breiten Grinsen.
„Alle Achtung", sagt er. „Gut geschummelt!"
Lina grinst. „Wir haben uns ein bisschen was von
euch abgeguckt!"
„Damit habt ihr euch eure Freiheit verdient", sagt Käpt'n
Scholli. „Oder aber einen Platz in meiner Mannschaft,
wenn ihr wollt."

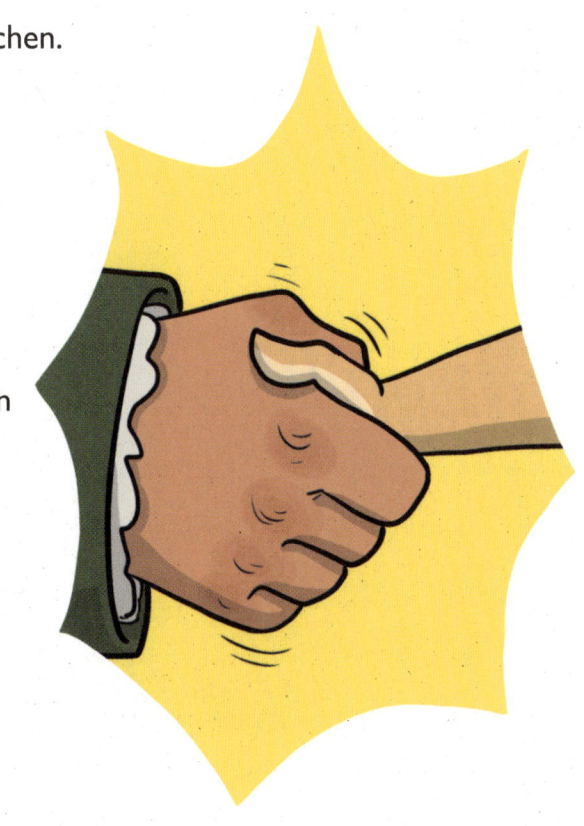

Ungläubig schaut Lina den Käpt'n an. Linus dagegen
nickt begeistert. Er hofft, dass er nun doch noch sein
Abenteuer auf hoher See bekommt. Und wer weiß,
denkt Lina: Vielleicht bringen die Piraten sie ja sogar
zur Insel der Regenbogenmuscheln.
Sie streckt ihre Pfote aus, Käpt'n Scholli ergreift sie.
„Willkommen an Bord der Schakkeline!"

Während die Mannschaft Linus und Lina
noch johlend begrüßt, schieben sich auf
einmal dunkle Wolken über die Sonne.
Aus der Ferne ist leises Donnergrollen
zu hören.
„Sieht aus, als ob es bald ungemütlich
wird", sagt Steuermann Schnute.
Käpt'n Scholli nickt. Dann ruft er:
„Alle auf ihre Plätze! Es geht nach Hause!"
Linus schaut enttäuscht drein.
Der Käpt'n klopft ihm auf den Rücken.
„Keine Sorge", sagt er. „Sobald das Wetter
besser ist, stechen wir wieder in See!"

Schon klatschen die ersten dicken
Regentropfen gegen die Segel. Schnell
wird daraus ein ordentlicher Guss.
Linus, Lina und die Schummelpiraten
sind patschnass, als der Pirat oben
im Ausguck schließlich ruft:

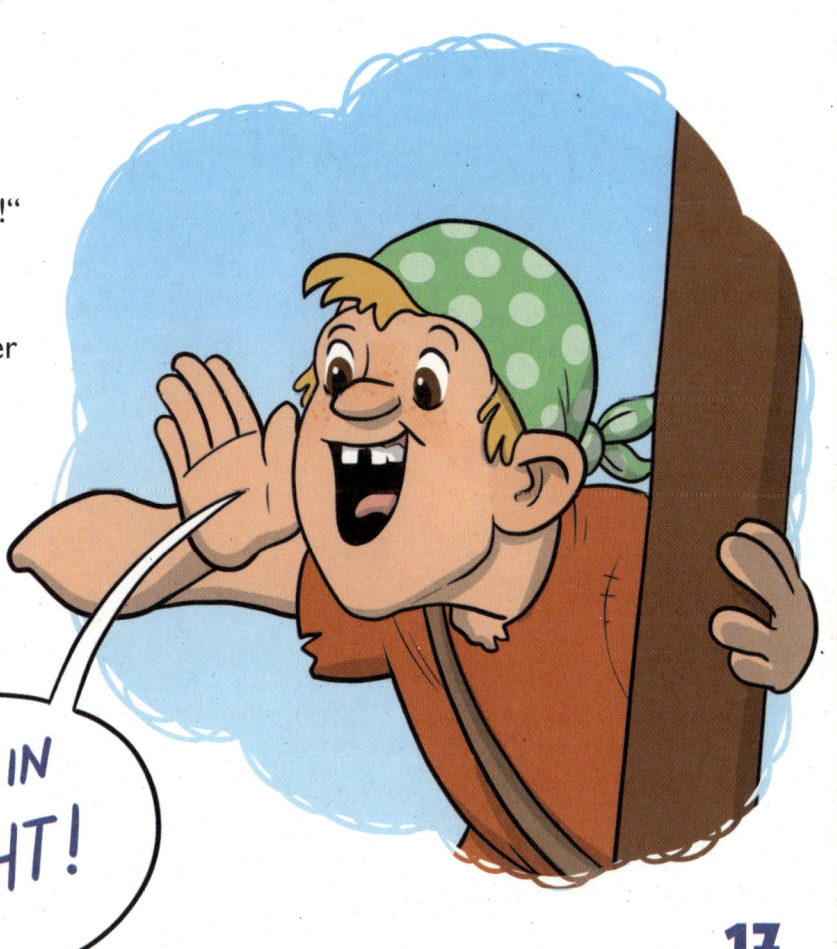

LAND IN SICHT!

Kurz darauf legt das Piratenschiff an einem breiten Sandstrand an. Linus und Lina folgen den Piraten von Bord und schauen sich dabei neugierig um. Der Strand geht in einen kleinen Wald über. Zwischen Palmen und Farnen können sie ein paar bunte Holzhütten erkennen.
Als sie sich den Hütten nähern, kommt eine ganze Schar Piratenkinder herausgestürmt. Innerhalb von Sekunden sind Linus und Lina von ihnen umringt.

Während die Kinder sie in eine Hütte ziehen, fragen sie alle durcheinander: „Wer seid ihr? Woher kommt ihr? Was macht ihr hier?"
„Ich bin Lina", sagt Lina. „Das ist mein Bruder Linus. Wir wohnen in einem Park, am Ufer des Kleinen Sees. Ein Strudel am Grund des Sees hat uns hierhergebracht."
„Wir suchen die Insel der Regenbogenmuscheln", fügt Linus hinzu.
Die Kinder machen große Augen.
Ein Mädchen fragt: „Was sind denn Regenbogenmuscheln?"
Lina deutet auf den Tisch in der Mitte des Raumes. Darauf sind jede Menge Blätter und Buntstifte verstreut.
„Ich kann es euch zeigen …"

6. Linus und Lina malen

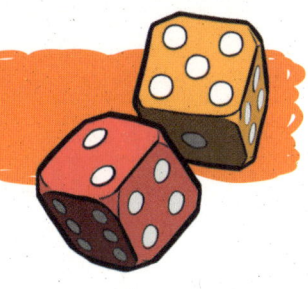

Material: Stifte

Anleitung: Linus und Lina malen mit den Schummelpiratenkindern. Du kannst mitmachen: Nimm dir einfach ein paar bunte Stifte und mal die Bilder auf dieser Seite an. Jedes Mal, wenn du ein neues Bild anmalen willst, sagst du vorher, welches Bild du anmalst.

Schummeln: Du kannst selbstverständlich auch nur Bilder ankreuzen, oder nur ein Stück vom Bild anmalen, wenn du nicht so gerne malst.

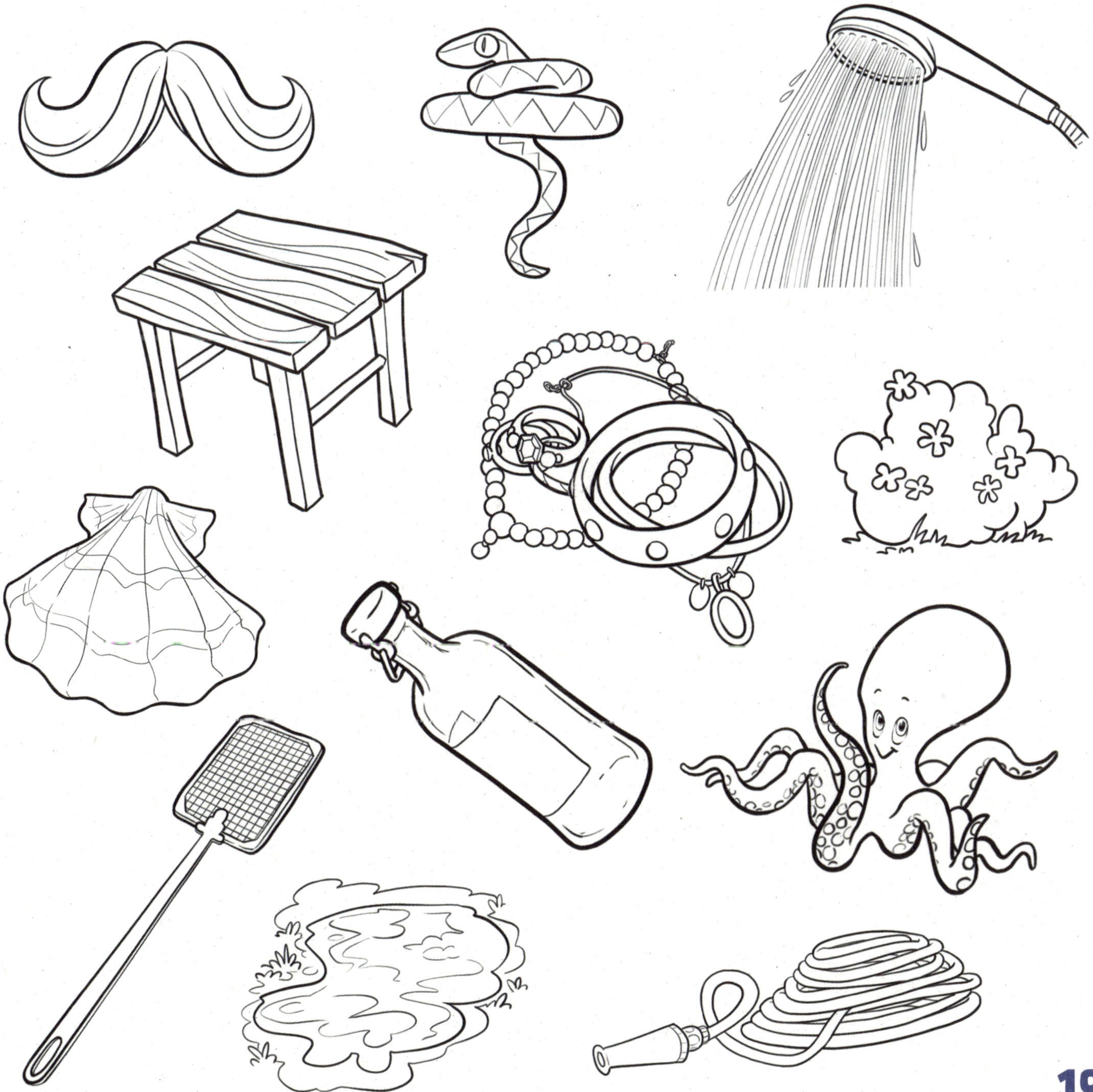

7. Linus und Lina kochen

 **Material:** Karten, Schere

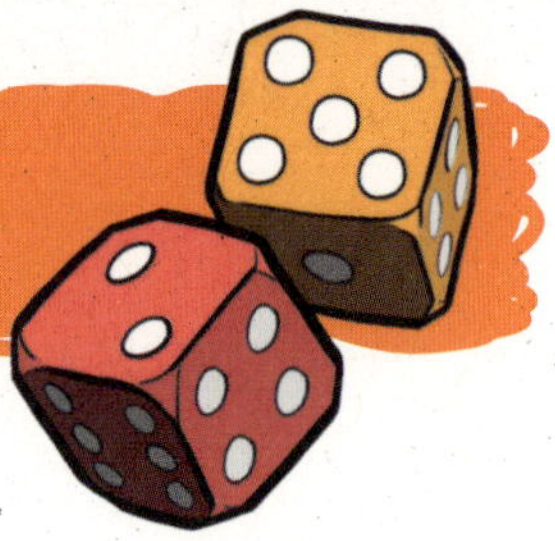

Anleitung: Linus und Lina kochen für die Schummelpiraten. Hilf ihnen dabei, indem du die Karten ausschneidest und sie verdeckt auf einen Stapel legst. Nun ziehst du eine Karte und sagst, was auf dem Bild zu sehen ist. Hast du das Wort richtig ausgesprochen, darfst du die Karte auf den Kochtopf legen. Hast du falsch gesprochen, kommt die Karte wieder unter den Stapel.

Schummeln: Auf 3 Bildkarten gibt es ein schwarzes Kreuz zu sehen. Zieht ihr eine dieser Karten, dürft ihr die Karte direkt auf den Kochtopf legen und müsst nicht sprechen. Glück gehabt!

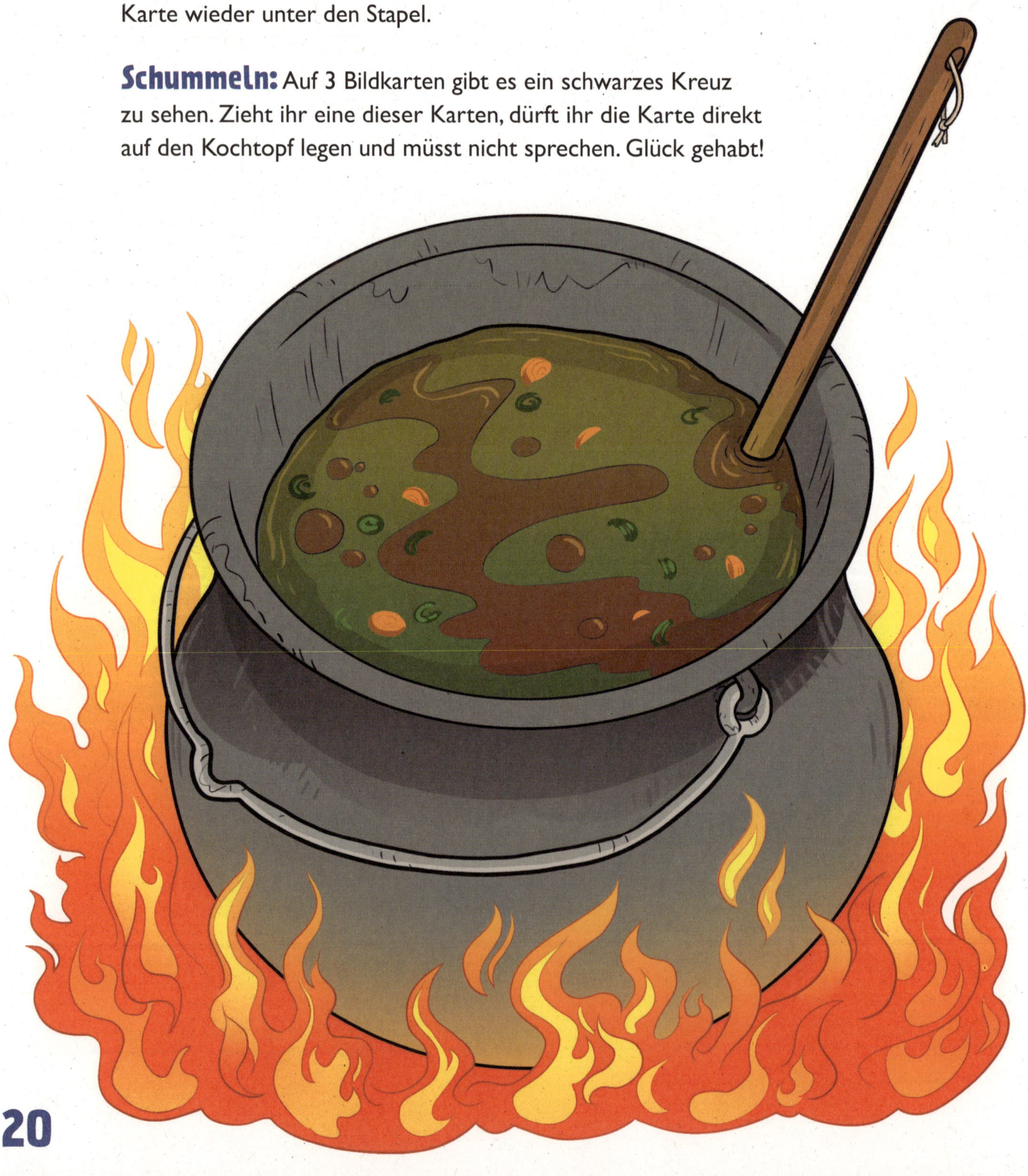

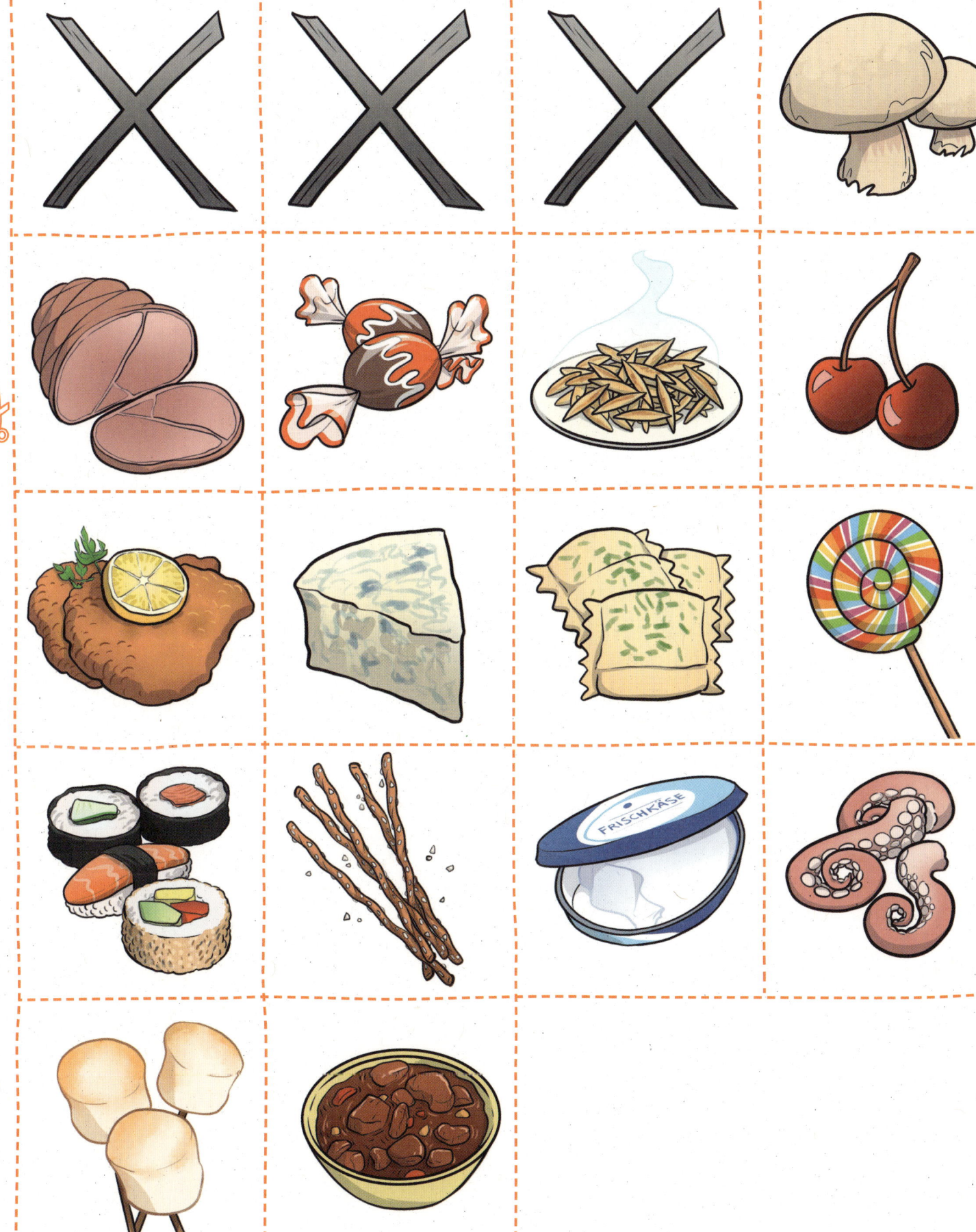

Als das Essen fertig ist, decken die Schummelpiratenkinder den Tisch. Er ist so groß, dass die ganze Schummelpiratenmannschaft, Linus, Lina und die Kinder daran Platz finden. Dann lassen sich alle Linus und Linas Spezialeintopf schmecken. Es wird viel geschmatzt, geredet und gelacht. Nur Linus löffelt schweigend sein Essen. Dabei schaut er immer wieder sehnsüchtig aus dem Fenster. Draußen hat der Regen inzwischen nachgelassen. Die Sonne lugt schon wieder zwischen den Wolken hervor.

Kaum hat Linus seinen letzten Löffel verputzt, da fragt er auch schon: „Können wir jetzt wieder in See stechen?"
Käpt'n Scholli lacht dröhnend. Er schaut zu Lina und sagt: „Dein Bruder hat es ganz schön eilig, wieder aufs Wasser zu kommen!"
„Er liebt das Meer", antwortet Lina. „Und wir sind ja nicht ohne Grund hier."
„So, so", sagt Scholli. „Was hat euch denn hergeführt?"
„Wir suchen die Insel der Regenbogenmuscheln", sagt Linus.
Scholli überlegt einen Moment, dann schüttelt er den Kopf.
„Nie davon gehört."
„Sie muss irgendwo dort in der Nähe sein, wo ihr uns aufgesammelt habt."
Scholli schiebt schwungvoll seinen Stuhl zurück und erhebt sich. Sofort ist auch die Mannschaft auf den Beinen.
„Na, wollen wir doch mal sehen, ob wir diese geheimnisvolle Insel finden", sagt Scholli.
„Alle Mann und Otter an Bord!"

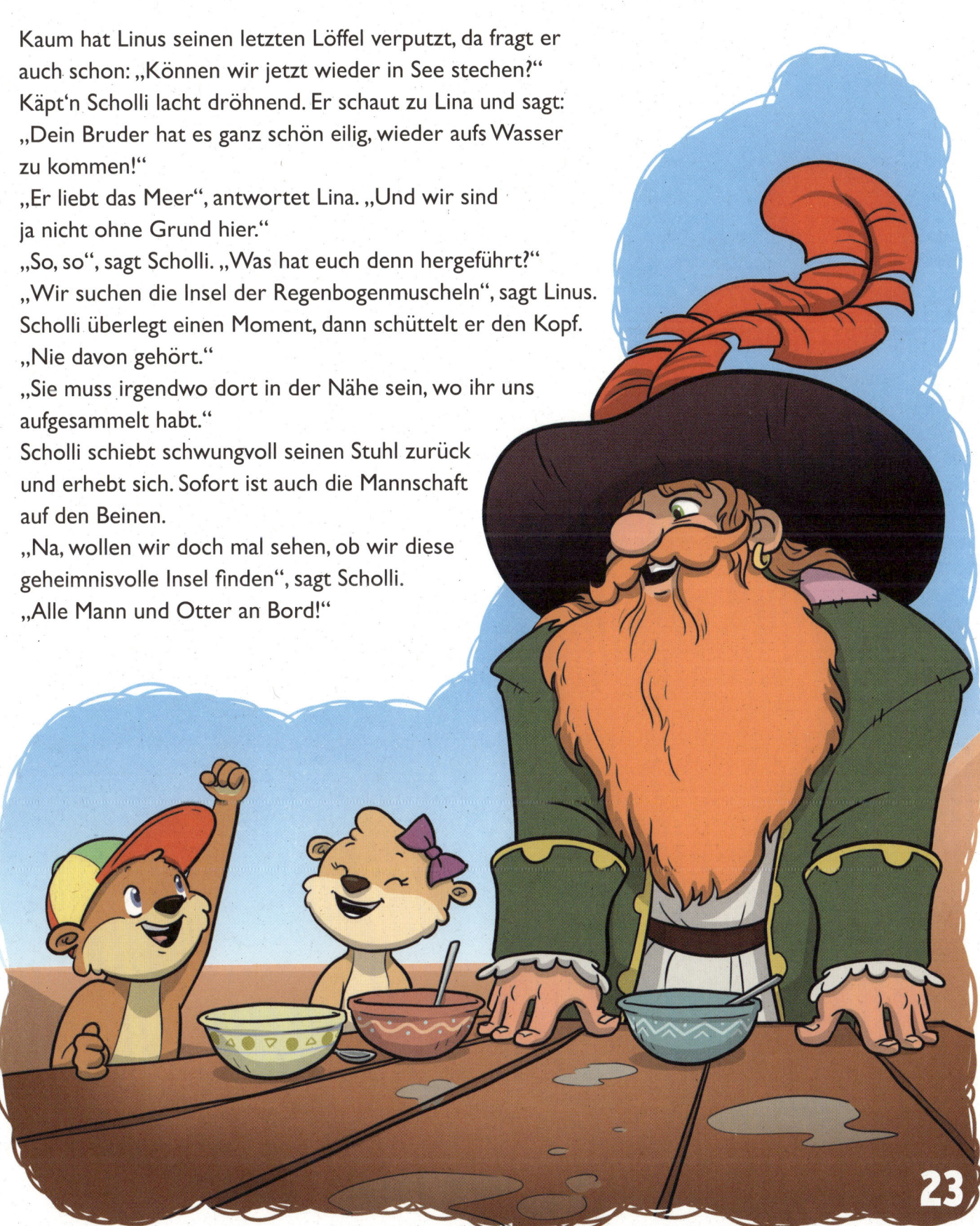

8. Linus und Lina gehen an Bord

Als Mitglieder der Mannschaft helfen Linus und Lina natürlich auch beim Beladen des Schiffes. Wenn du und ein Mitspieler mit anpackst, geht es noch schneller.

 **Material:** Schere, Karten mit Kisten, Würfel, Strohhalm

Anleitung: Schneidet dafür die Kisten aus und verteilt sie gerecht unter euch: Jeder bekommt 11 Kisten. Legt diese Kisten nun vor euch hin. Nun darf gewürfelt werden. Dann sucht ihr die passende Kiste, saugt sie mit einem Strohhalm an und transportiert sie so auf das Schiff. Wer als erstes alle Kisten an Bord gebracht hat, hat gewonnen. Jedes Mal, wenn ihr dran seid, sagt ihr: „**Linus und Lina laden schmuddelige Schummelkisten auf das Schiff.**"

Schummeln: Wenn die Zahl, die ihr gewürfelt habt, nicht mehr vorhanden ist, dürft ihr gerne auch mal eine andere Zahl nehmen. Jeder Spieler darf einmal schummeln.

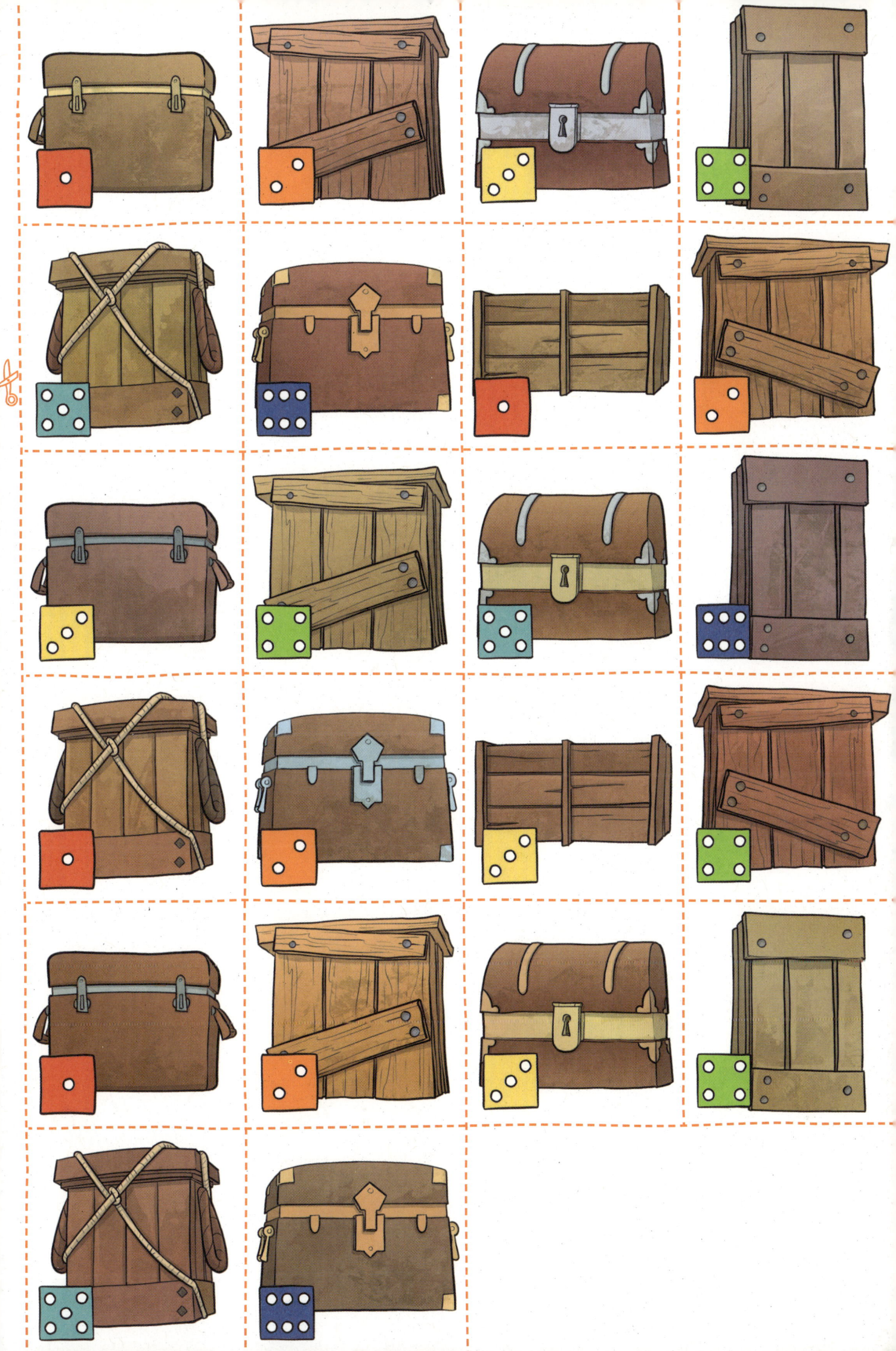

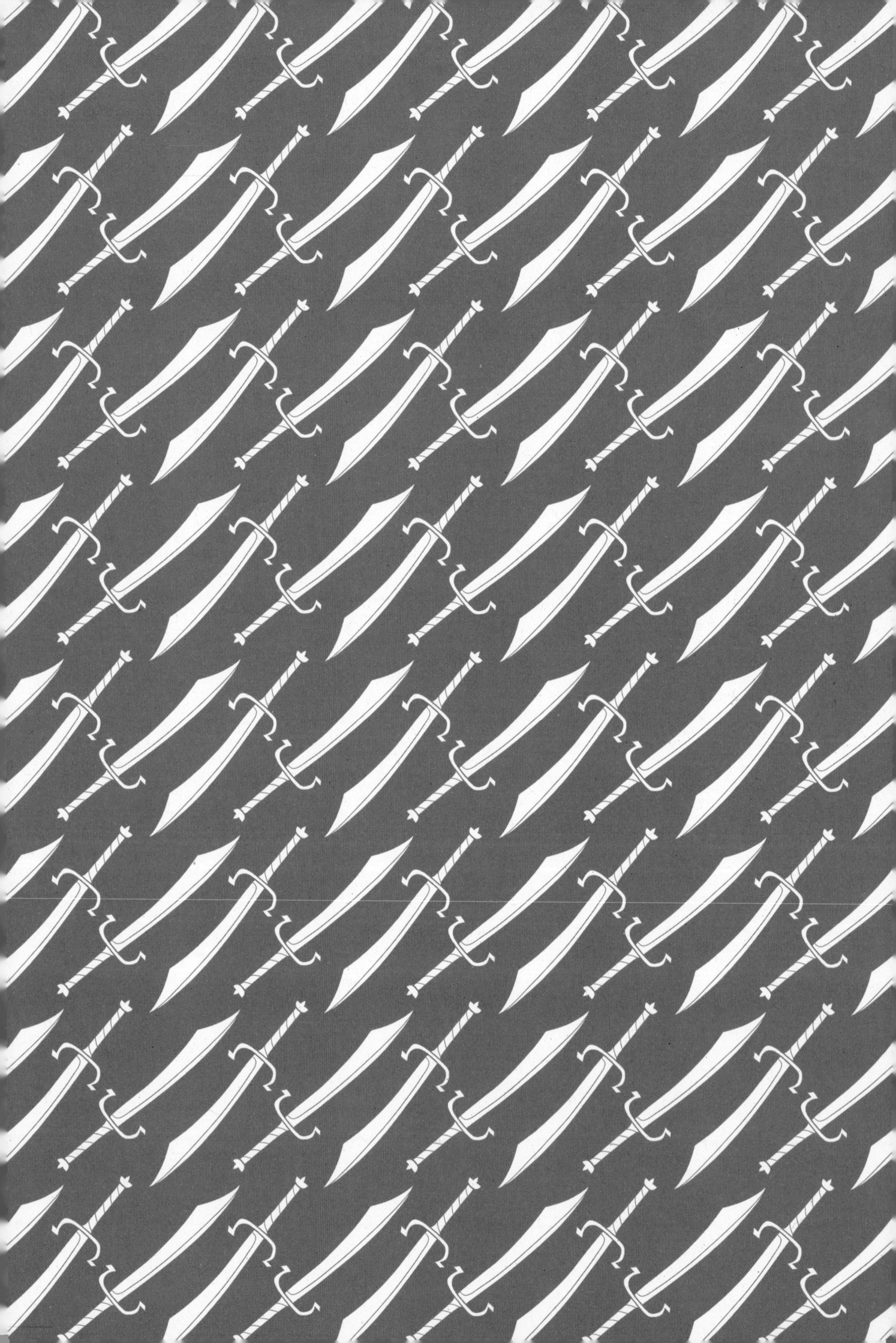

Die Kisten, die Linus und Lina mit den Piraten an Bord tragen,
sind ganz schön schmuddelig aber zum Glück nicht schwer.
Nachdem die letzte Kiste im Lagerraum verstaut ist,
fragt Lina den Käpt'n: „Was ist denn in den Kisten drin?"
Scholli lächelt geheimnisvoll. „Das erfahrt ihr schon noch."
Dann wendet er sich ab, um mit Steuermann Schnute
die Route zu besprechen. Die Mannschaft hat inzwischen
die Leinen losgemacht und die Segel gesetzt.
Schakkeline nimmt langsam Fahrt auf.Linus und Lina winken
den Schummelpiratenkindern zu, die am Strand stehen.

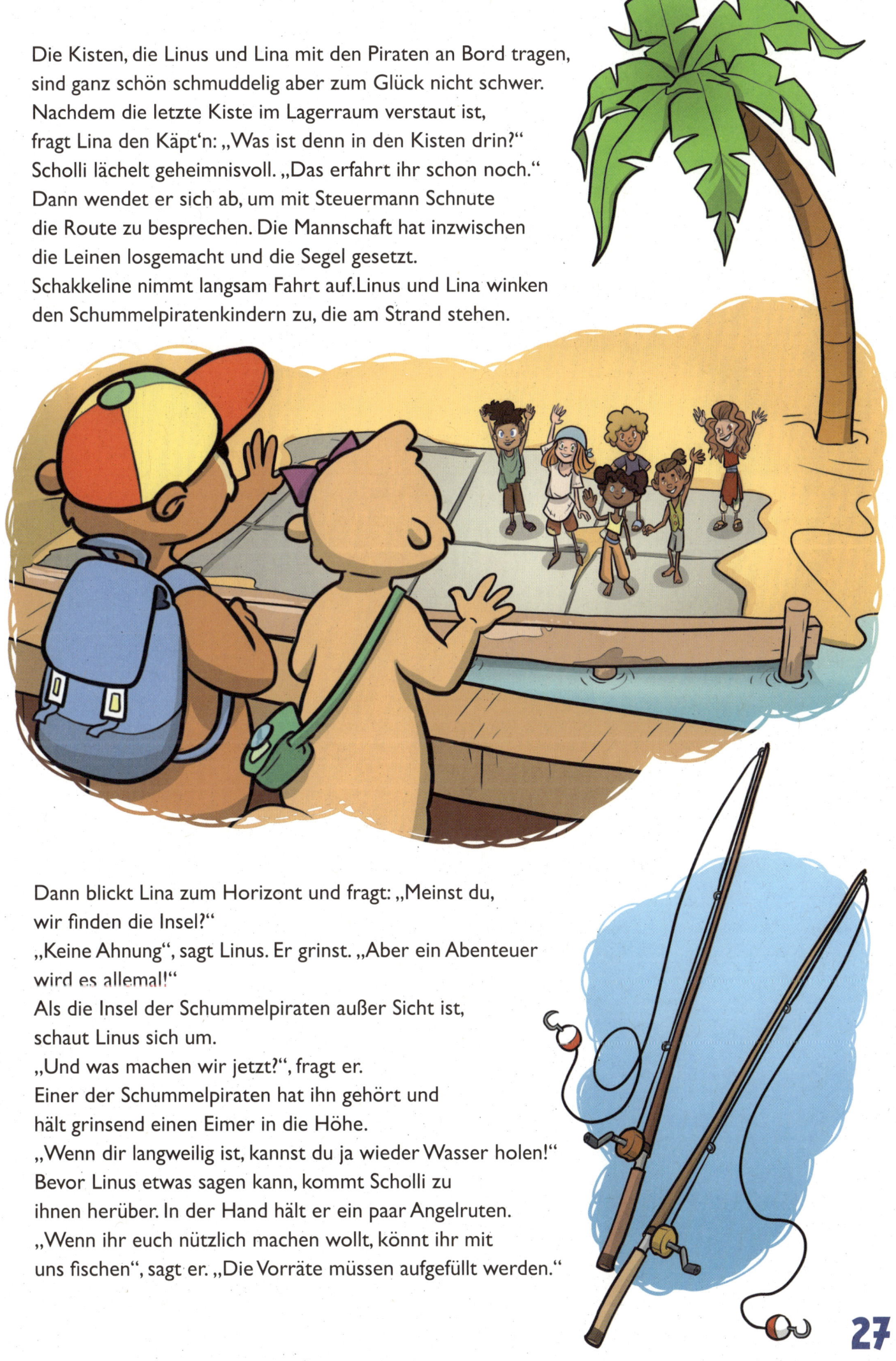

Dann blickt Lina zum Horizont und fragt: „Meinst du,
wir finden die Insel?"
„Keine Ahnung", sagt Linus. Er grinst. „Aber ein Abenteuer
wird es allemal!"
Als die Insel der Schummelpiraten außer Sicht ist,
schaut Linus sich um.
„Und was machen wir jetzt?", fragt er.
Einer der Schummelpiraten hat ihn gehört und
hält grinsend einen Eimer in die Höhe.
„Wenn dir langweilig ist, kannst du ja wieder Wasser holen!"
Bevor Linus etwas sagen kann, kommt Scholli zu
ihnen herüber. In der Hand hält er ein paar Angelruten.
„Wenn ihr euch nützlich machen wollt, könnt ihr mit
uns fischen", sagt er. „Die Vorräte müssen aufgefüllt werden."

9. Linus und Lina fischen

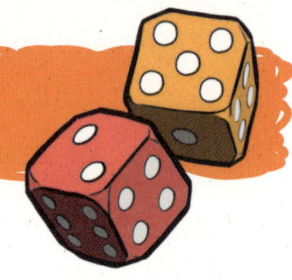

 **Material:** Schere, kleine Fischkarten, Würfel

Anleitung: Schneide die kleinen Fischkarten aus und lege sie auf das Bild unten ins Meer. Am besten suchst du dir auch einen Mitspieler, mit dem du um die Wette fischen kannst. Nun wird gewürfelt. Wenn ihr einen Fisch mit der passenden Würfelzahl gefunden habt, sagt ihr: **„Linus und Lina fischen mit den Schummelpiraten."**
Wer am Ende die meisten Fische geangelt hat, hat gewonnen.

Schummeln: Wenn die Zahl, die ihr gewürfelt habt, nicht mehr vorhanden ist, dürft ihr einmal eine Karte mit einer anderen Zahl nehmen.

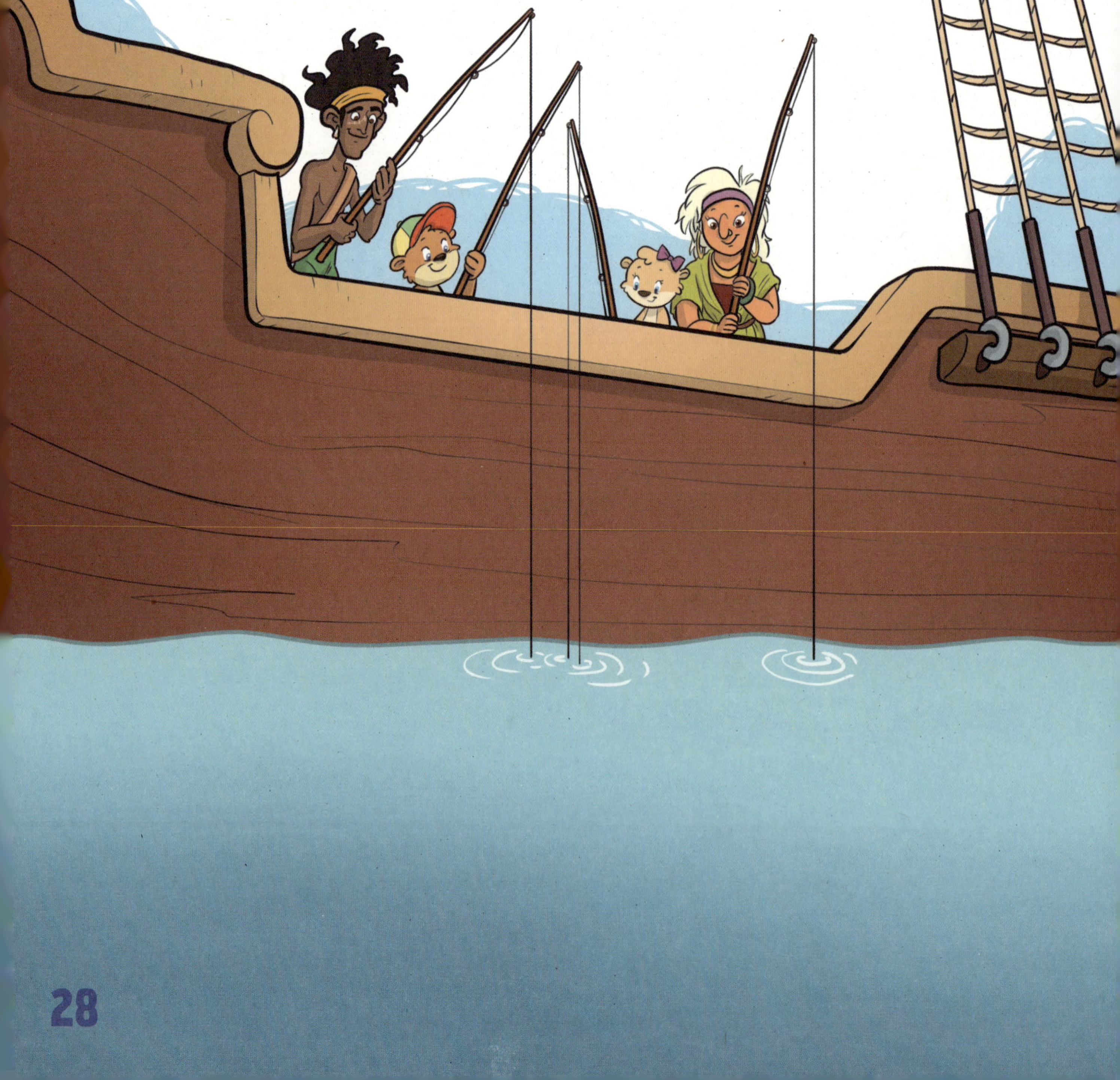

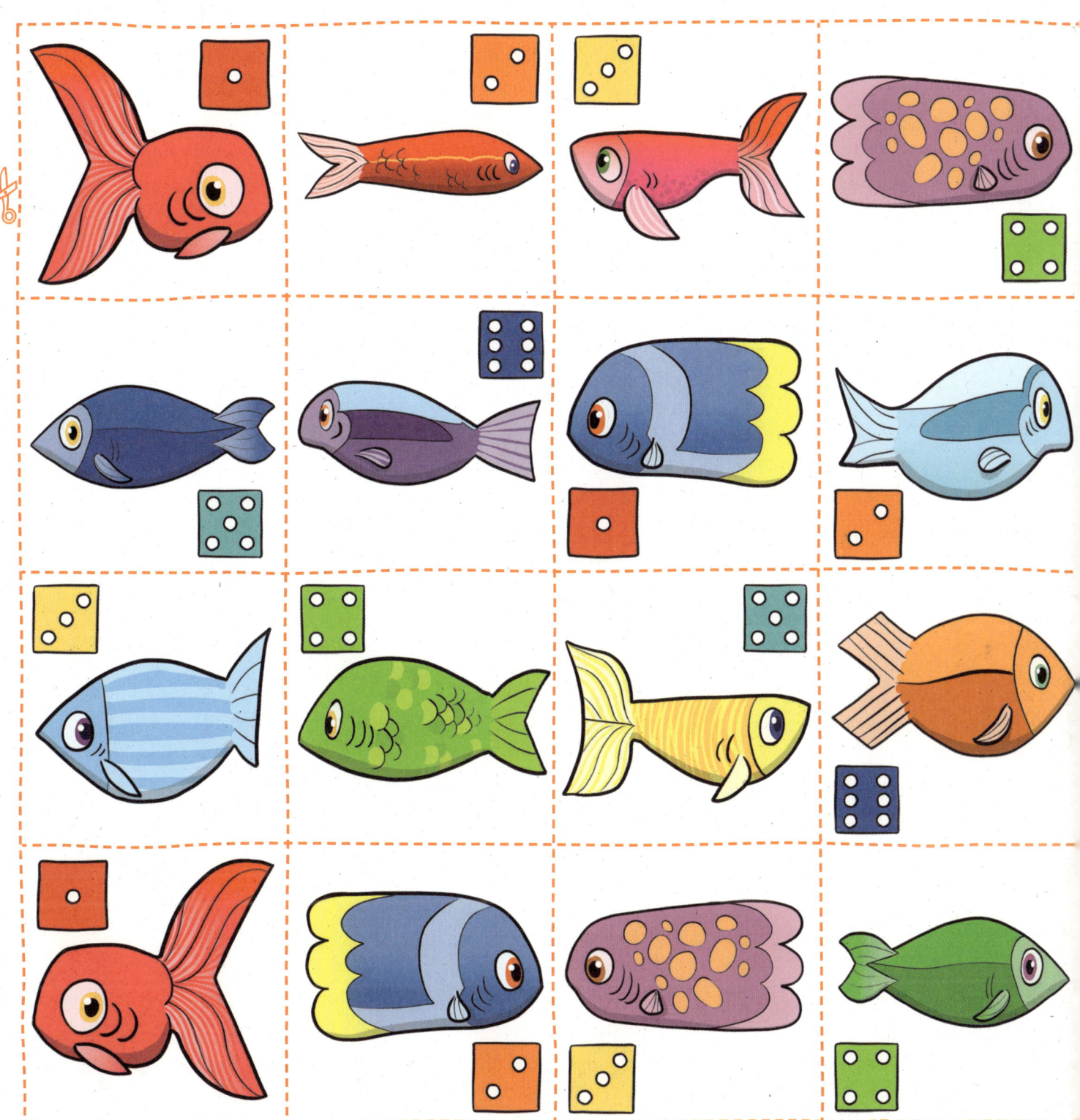

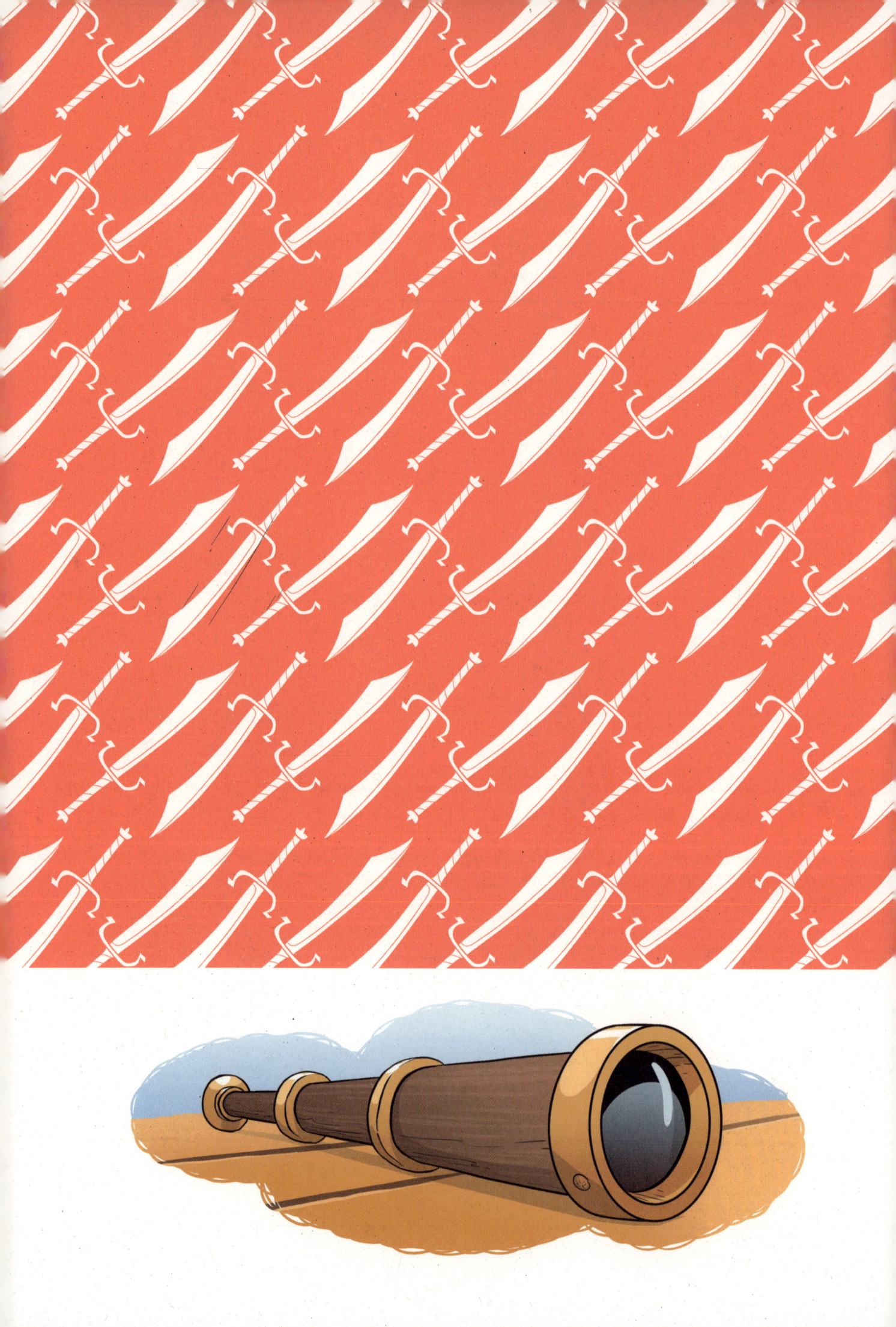

Während die Schnur seiner Angel im Wasser dümpelt,
sucht Linus immer wieder den Horizont ab.
Nanu? Er kneift die Augen zusammen. Ist das …?
Nein, das ist keine Insel.
„Nur ein anderes Schiff", murmelt er.

Scholli schaut ihn alarmiert an. „Was hast du gesagt?"
Linus deutet auf einen kleinen schwarzen Punkt am
Horizont, der langsam größer wird.
Eilig greift Scholli nach seinem Fernglas. Er hat kaum
einen Blick hineingeworfen, da ruft er auch schon aus
vollem Halse:

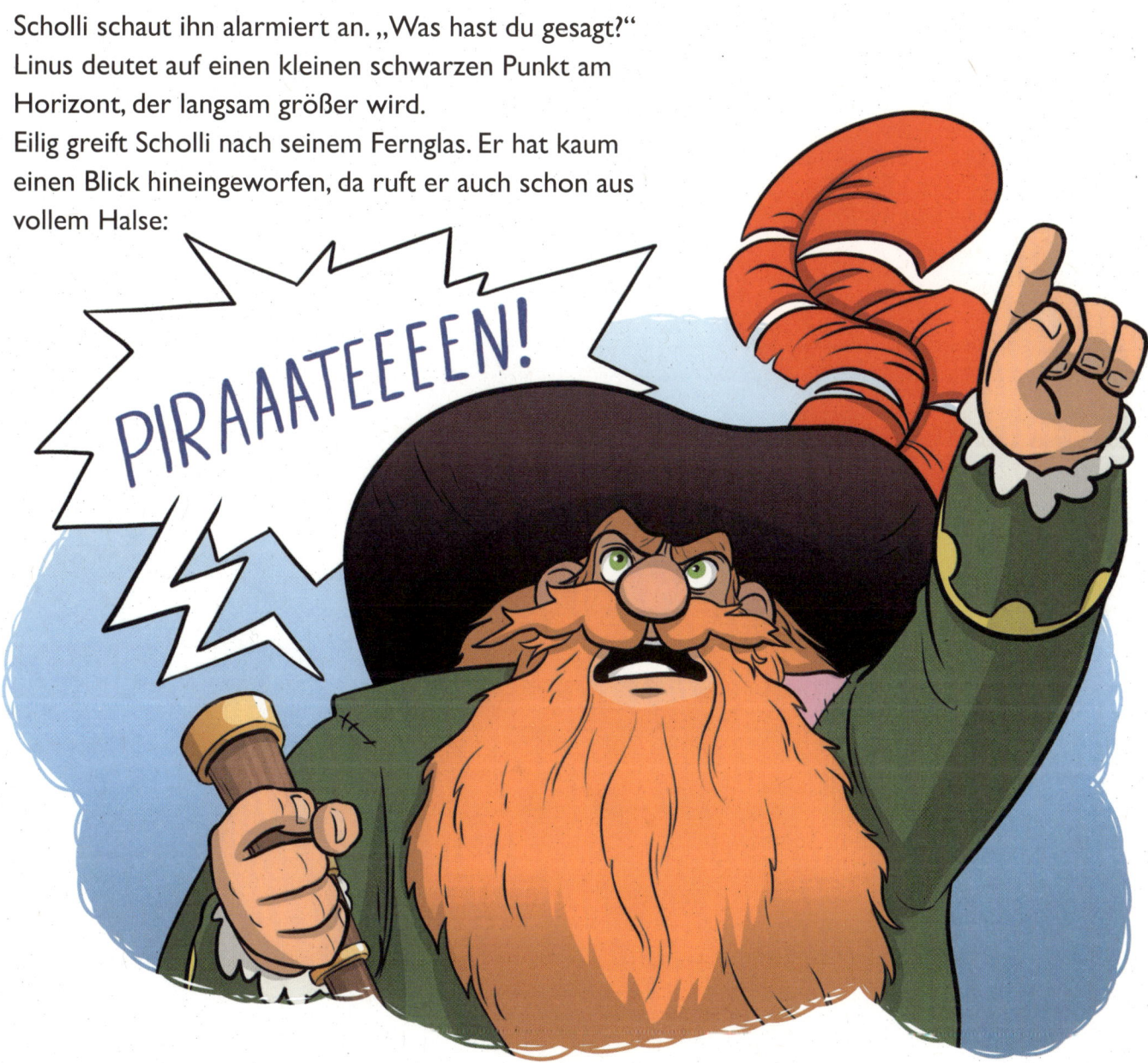

PIRAAATEEEEN!

Verwirrt schaut Linus ihn an. „Ihr seid doch selbst Piraten?"
„Ja, aber das sind die Pingelpiraten", erklärt Scholli.
Zwischendurch gibt er seiner Mannschaft knappe Kommandos.
„Mit denen ist nicht zu spaßen! Die nehmen immer alles fürchterlich
genau und haben es bestimmt auf unsere Ladung abgesehen!"
In diesem Moment ruft der Pirat im Ausguck: „Insel auf zwei Uhr!"
Erneut schaut Scholli durch sein Fernglas, dann nickt er
Steuermann Schnute zu.
„Aye", ruft er. „Dort können wir in Deckung gehen!"

10. Über das Meer

 **Material:** Spielfiguren, Würfel

Anleitung: Schnapp dir einen oder mehrere Mitspieler. Eure Spielfiguren stellt ihr auf das Schiff. Dann wird gewürfelt. Jedes Mal, wenn ihr dran seid, sagt ihr: „**Die schaurigen Schummelpiraten schummeln Schätze übers Meer.**" und setzt eure Figur um die gewürfelte Zahl vor. Wenn ihr auf einem Strudel landet, müsst ihr zurück gehen. Wer zuerst die Insel erreicht, hat gewonnen.

Schummeln: Wenn euch unterwegs ein Strudel in die Quere kommt, dürft ihr einmal stehen bleiben und müsst nicht zurückgehen.

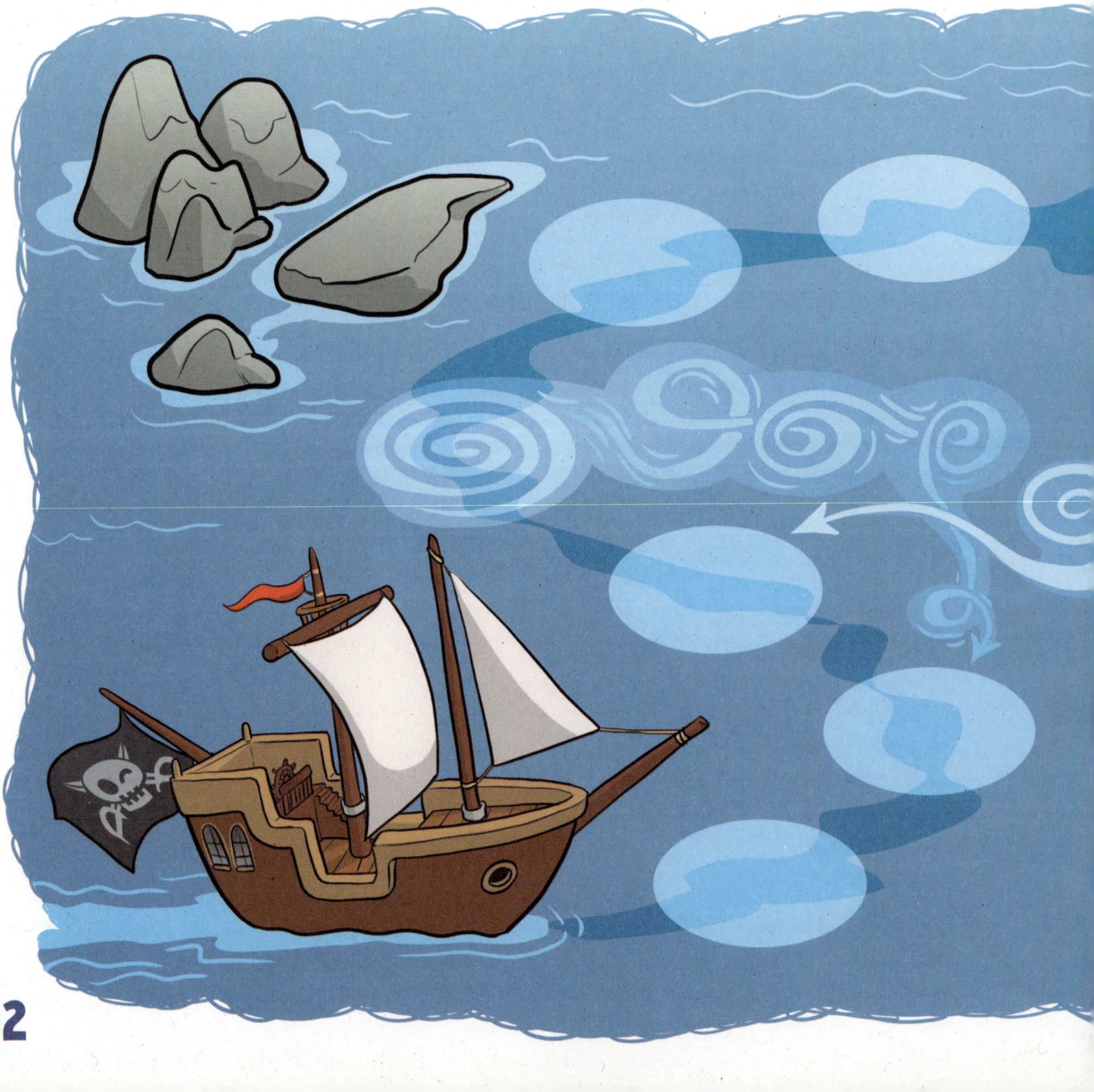

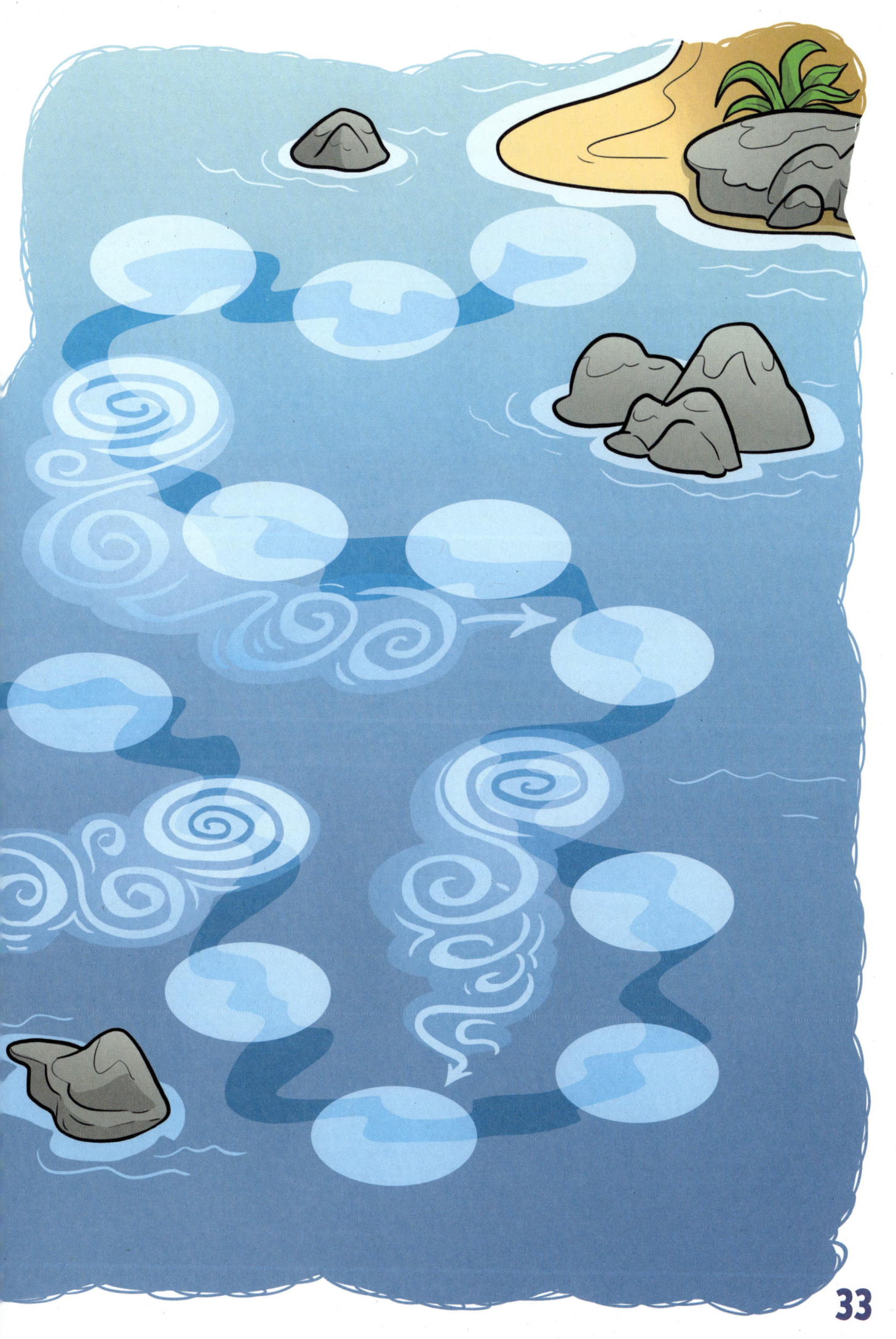

Die Schummelpiraten geben alles. Ihre Verfolger sind schnell, doch Schakkeline ist schneller! Der Wind bauscht ihre Segel und treibt sie voran. Die Insel kommt immer näher und die Pingelpiraten werden wieder zu einem winzigen Punkt am Horizont. Schnute lenkt das Schiff geschickt in eine Bucht hinein.
Als Lina einen Blick auf den Strand erhascht, entfährt ihr ein überraschter Laut.
„Alles okay?", fragt Linus.

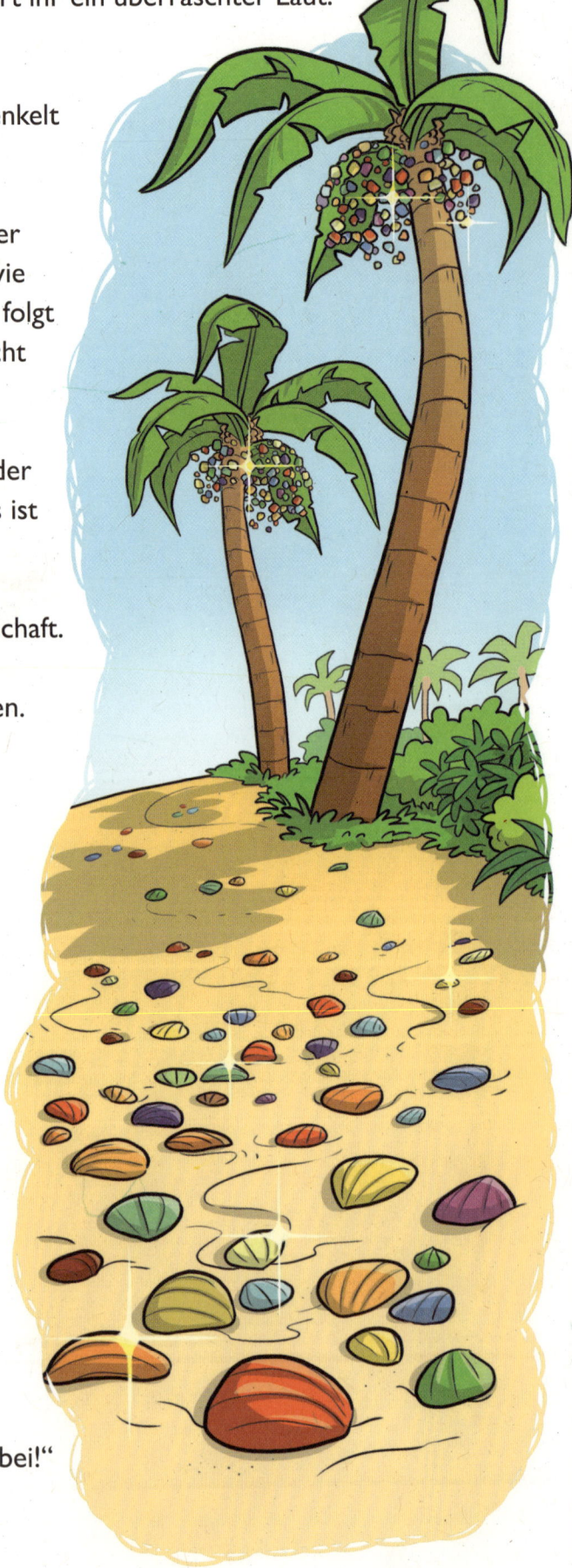

Aufregt deutet Lina auf den hellen Sand, der gesprenkelt ist mit bunten Punkten.
„Regenbogenmuscheln", haucht sie.
Als Linus nicht antwortet, schaut Lina auf. Ihr Bruder beachtet die Muscheln überhaupt nicht! Er starrt wie gebannt auf die Palmen, die die Bucht säumen. Lina folgt seinem Blick. Hoch oben in den Kronen hängen nicht etwa bunte Blüten oder Früchte, sondern …
„Bonbons!", jauchzt Linus.
„Nicht nur", sagt Lina. Sie deutet auf etwas, das in der Sonne glänzt und funkelt. „Das ist kein Bonbon, das ist ein Edelstein!"

Bei diesem Wort geht ein Raunen durch die Mannschaft. Die Schummelpiraten drängen an die Reling. Käpt'n Scholli muss sie mehrfach zur Ordnung rufen. Denn bevor alle Mann von Bord gehen können, muss das Schiff festgemacht werden.
Doch dann gibt es kein Halten mehr. Einer nach dem anderen seilen sich die Schummelpiraten ab und waten durchs flache Wasser an den Strand. Auch Linus ist dabei. Er hat sich schon eine Palme ausgeguckt, in deren Krone eine ganze Traube bunter Bonbons hängt. In wenigen Zügen ist er hinaufgeklettert und füllt sich die Taschen mit Süßigkeiten.

Die Piraten haben es natürlich auf die Edelsteine abgesehen. Mühsam erklimmen sie die hohen Palmen, den Blick gierig auf die glitzernden Steine gerichtet. Aber jedes Mal, wenn sie wieder auf dem Boden landen und in ihre Taschen greifen, haben sie die Hände voller Süßigkeiten.
„Verflixt und zugenäht", poltert einer der Piraten. „Man kommt einfach nicht an diesen Naschies vorbei!"

11. Im Schlaraffenland

Material: Stifte

Anleitung: Mal die Süßigkeiten im Baum (in der Palme) an und sag dabei jedes Mal den Satz: „Die Schummelpiraten naschen schrecklich gut schmeckende Naschies."

Schummeln: Du kannst selbstverständlich auch nur Bilder ankreuzen, oder nur ein Stück vom Bild anmalen, wenn du nicht so gerne malst.

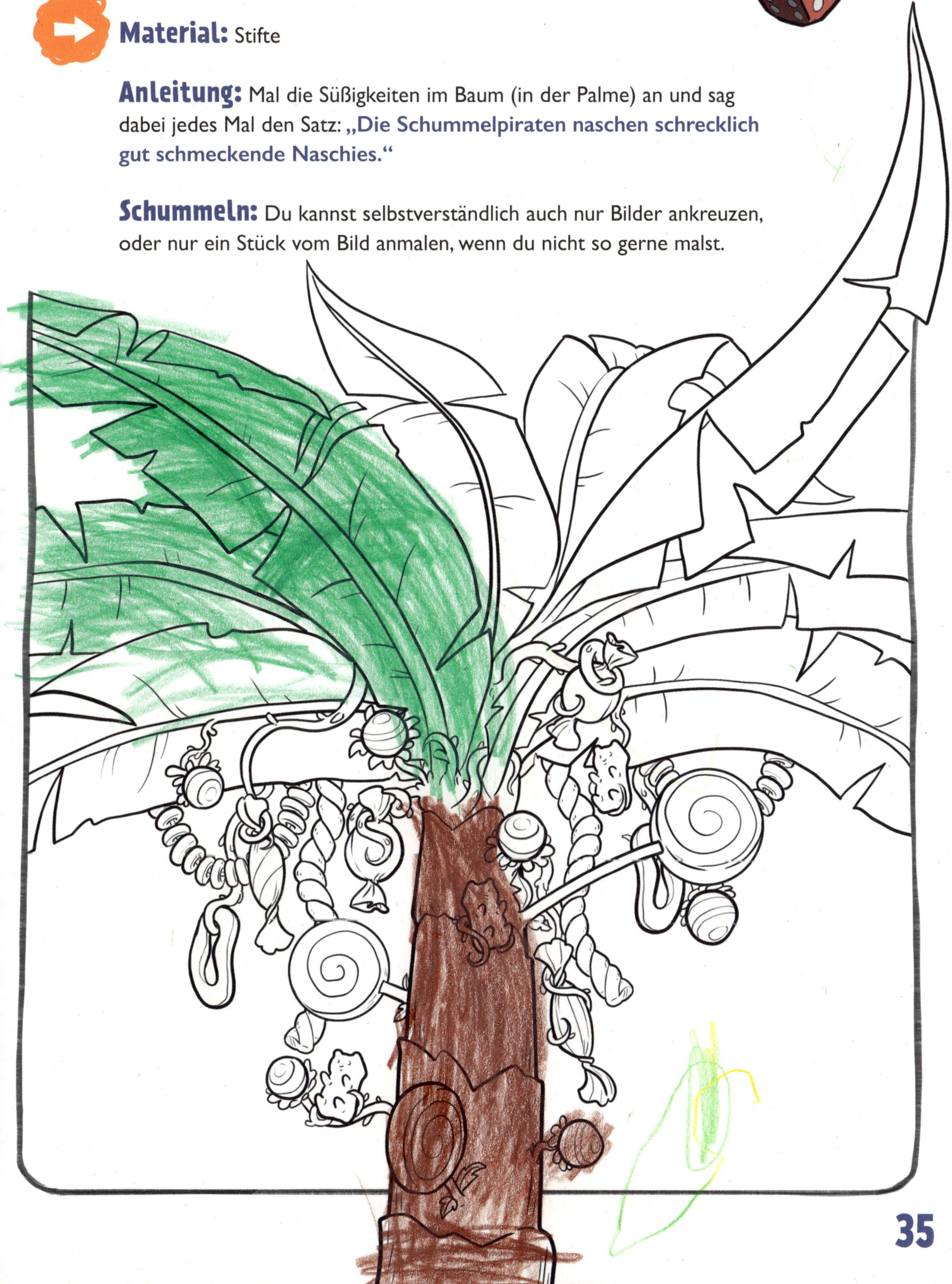

Käpt'n Scholli steht etwas abseits. Kopfschüttelnd beobachtet er, wie seine Mannschaft wieder und wieder die Palmen erklimmt.

Lina dagegen ist schnurstracks zum Strand gelaufen. Es ist wie auf ihrem Bild: Der Sand ist übersät von Muscheln, die in allen Farben des Regenbogens leuchten. Lina kann sich gar nicht satt sehen und sammelt so viele Muscheln wie sie tragen kann. Nach einer Weile kommt auch Linus an den Strand. Er greift nach einer Muschel und hält sie ins Licht. Sie funkelt tiefrot wie Kirschsaft.

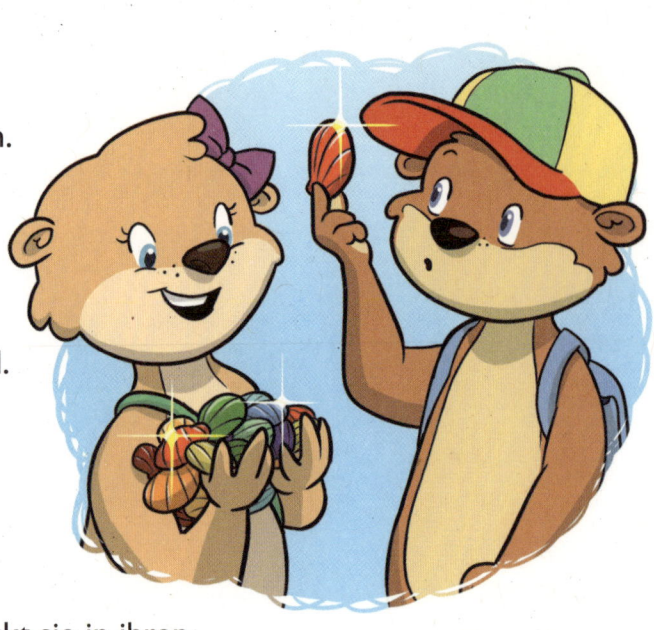

„Verrückt", murmelt er.

„Wunderschön", sagt Lina.

Sie nimmt Linus die Muschel aus der Pfote und packt sie in ihren Rucksack, der bereits randvoll ist.

„Aber irgendwas ist seltsam an dieser Insel", sagt Linus.

„Die Edelsteine will sie einfach nicht hergeben. Dafür haben die Schummelpiraten bergeweise Süßigkeiten gepflückt."

„Hast du auch versucht, an die Edelsteine zu kommen?", fragt Lina.

„Nö", sagt Linus. Er grinst, zieht ein Bonbon aus der Hosentasche und steckt es sich in den Mund. „Edelsteine machen ja nicht satt."

Da ertönt aus Richtung der Palmen plötzlich ein durchdringendes Jaulen. Besorgt laufen Linus und Lina zurück zu ihrer Mannschaft. Die Piraten liegen im Sand und halten sich die Bäuche. Um sie herum ist der Boden bedeckt von Bonbonpapier.

„Was ist denn passiert?", fragt Lina.

„Zu viele Süßigkeiten …", sagt Scholli. Er wendet sich der Mannschaft zu und ruft: „Genug gejammert! Wenn diese verflixte Insel uns schon keinen Edelstein überlassen will, bringen wir den Kindern wenigstens ein paar Naschies mit! Und vorher wird hier aufgeräumt"

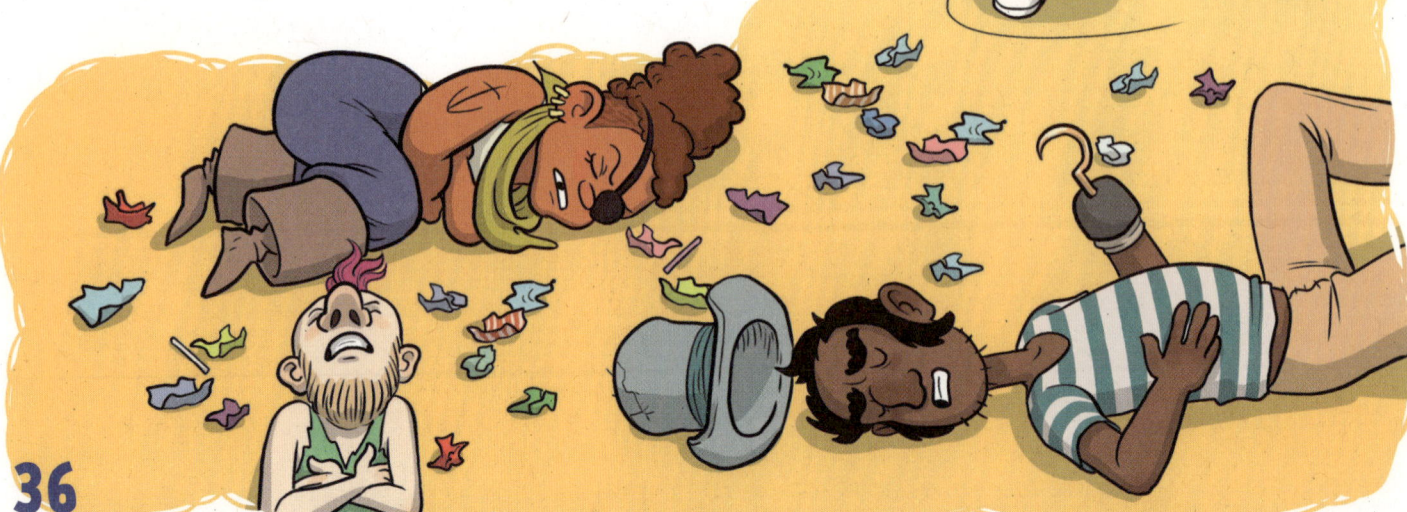

Unter Stöhnen und Wehklagen sammeln die Piraten das Bonbonpapier ein. Dann holen sie einige Kisten von Bord. Auch Linus und Lina helfen mit. Schließlich kann Lina ihre Neugier aber nicht länger zügeln und hebt vorsichtig den Deckel einer Kiste an. Sie ist leer …
„Nanu", murmelt Lina. Sie geht zur nächsten Kiste und schaut hinein.
„Auch leer!"

Nachdem Lina in alle Kisten geschaut hat, fragt sie Käpt'n Scholli:
„Warum mussten wir denn vor den Pingelpiraten Reißaus nehmen, wenn wir nur leere Kisten an Bord hatten?"
Scholli zwinkert ihr zu und sagt: „Der Schein trügt manchmal …
Diese Kisten sind die wertvollste Fracht überhaupt. Schummelkisten sind niemals voll, aber egal, was man hineinpackt, sie wiegen so gut wie nichts!"
„Schummelkisten?", fragt Linus.
Der Käpt'n deutet auf die Mannschaft, die schon dabei ist, die Kisten zu füllen. „Seht selbst!"

Linus und Lina beobachten wie die Piraten ganze Armladungen voll Bonbons in die Kisten werfen. Als sie fertig sind, schauen die beiden neugierig in eine der Kisten. Es sieht aus, als wäre gerade mal der Boden bedeckt. Linus greift in die Kiste. Doch statt den Boden zu berühren, versinkt sein Arm fast bis zur Schulter in Bonbons.

Vorsichtig hebt Lina eine andere Kiste an.
„Ganz leicht!", sagt sie verblüfft. Auch Linus schultert eine Kiste und gemeinsam mit der Mannschaft verstauen sie den bunten Schatz im Lagerraum der Schakkeline. Dann heißt es: Anker lichten und Leinen los.
Käpt'n Scholli sucht mit dem Fernglas den Horizont ab. Keine Spur von den Pingelpiraten. Dafür ist der Wind günstig und so legen sie kurze Zeit später wieder an der Insel der Schummelpiraten an.

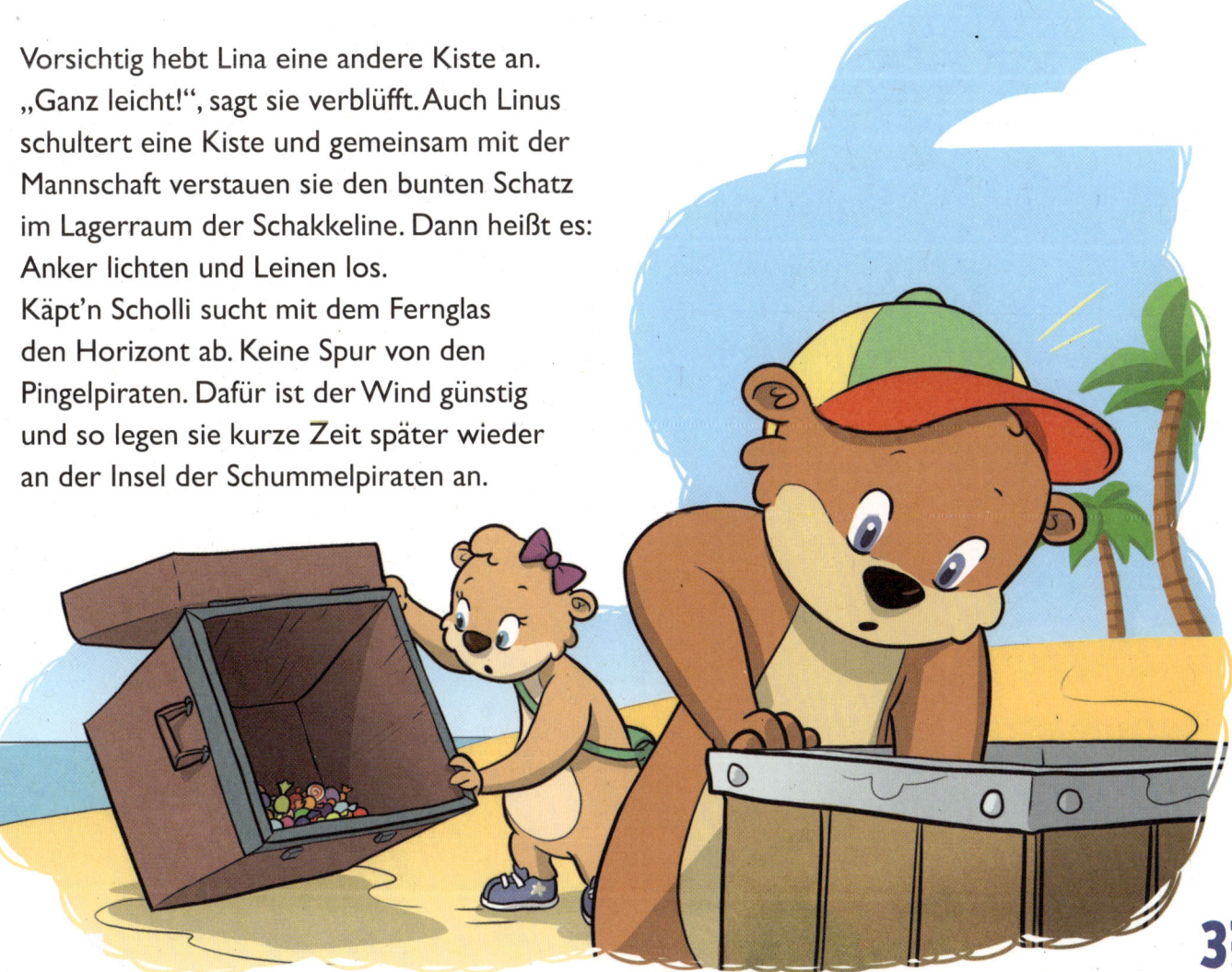

Während sie die Kisten von Bord tragen, kommen ihnen die Kinder schon entgegengelaufen.

„Wer hat Lust auf Süßigkeiten?", fragt Käpt'n Scholli. Die Schummelpiratenkinder jubeln und hüpfen vor Begeisterung auf und ab. Lachend hebt Käpt'n Scholli den Deckel einer Kiste an – und erstarrt.

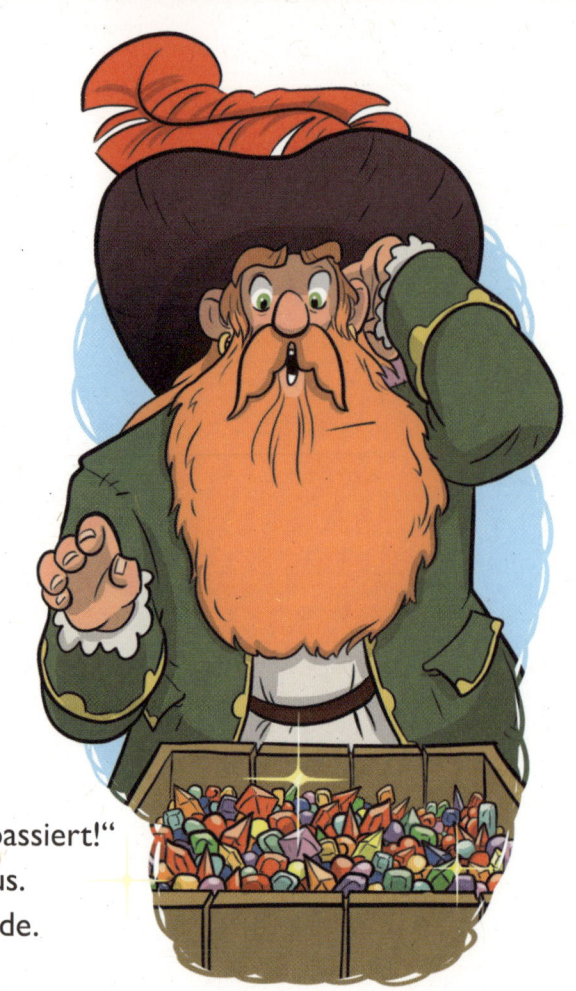

Fassungslos schaut er in die Kiste. Sofort scharren sich die Kinder und die Mannschaft um ihn. Alle versuchen, einen Blick in die Kiste zu erhaschen.

„Das sind ja gar keine Süßigkeiten", murren die Kinder. Schnell schaut Scholli in die anderen Kisten. Auch sie sind bis an den Rand gefüllt mit Edelsteinen!

„Eure Schummelkisten sind echt gut", sagt Lina.
„Die können sogar Süßigkeiten in Schätze verwandeln."
Doch Scholli schüttelt den Kopf. „So etwas ist noch nie passiert!"
„Das ist dann wohl die Magie deiner Insel, Lina", sagt Linus.
„Sieht ganz danach aus", sagt Scholli. Er schaut in die Runde.
„Worauf wartet ihr noch? Dieser Schatz versteckt sich nicht von allein!"

12. Schummeln helfen

Da hat der Käpt'n Recht. Komm, wir helfen Linus, Lina und den Schummelpiraten dabei, ihre Schummelware auszuladen. Am besten suchst du dir dafür wieder einen Mitspieler.

 **Material:** Schere, Spielkarten, Spielfiguren, Würfel

Anleitung Teil 1: Schneidet zuerst die Spielkarten aus. Jeder bekommt von jedem Gegenstand eine Karte.

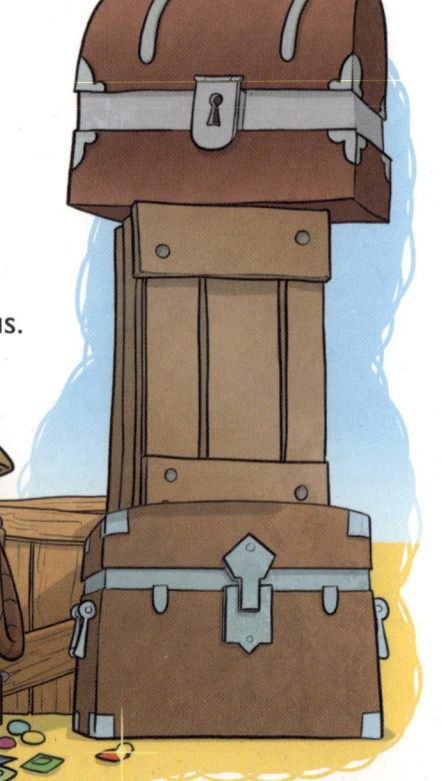

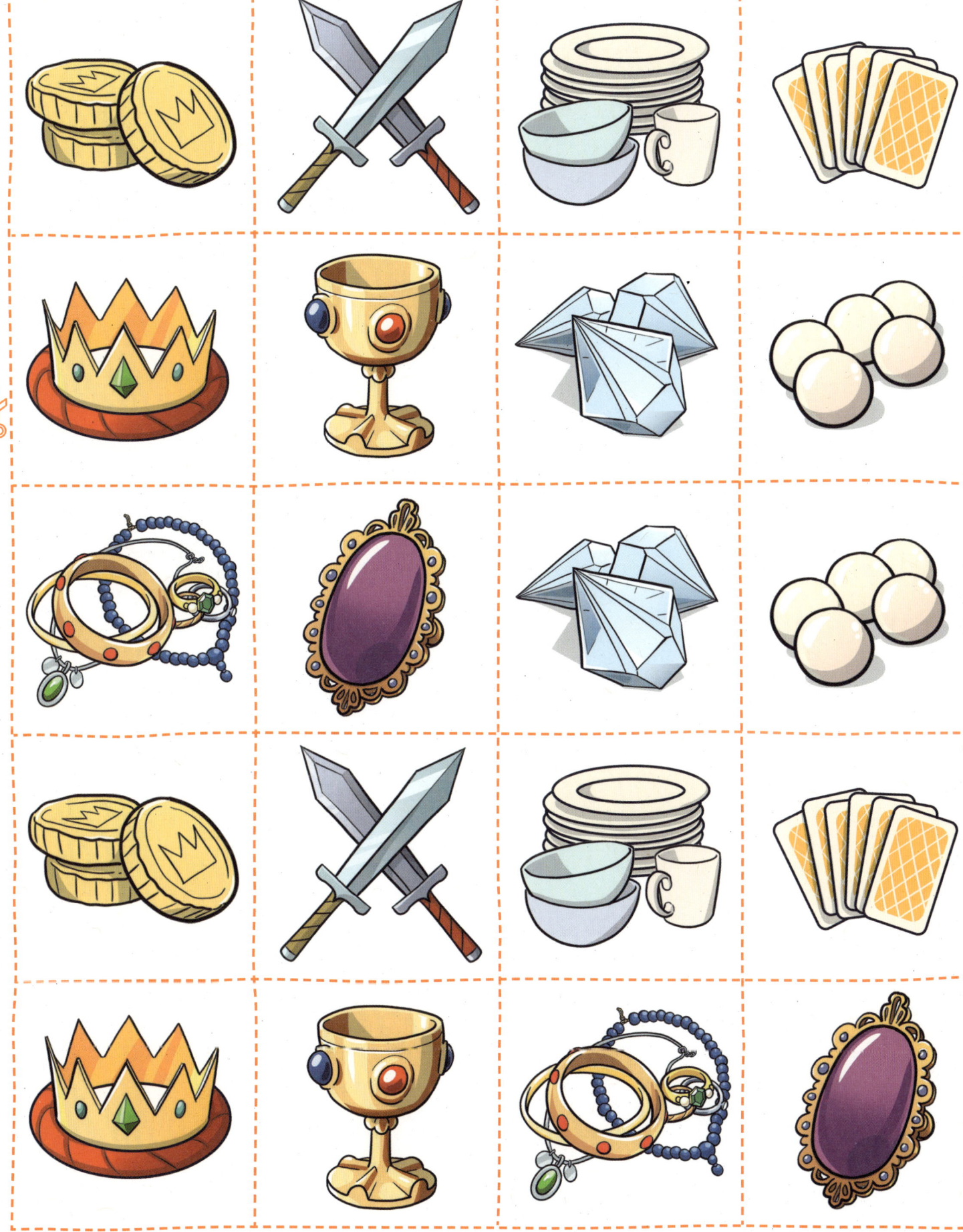

Anleitung Teil 2: Stellt die Spielfiguren auf Linus und Lina. Jetzt wird gewürfelt. Jedes Mal, wenn ihr beim Versteck angekommen seid, dürft ihr dort eine Karte hinlegen. Dann stellt ihr euch wieder auf Linus oder Lina und fangt von vorne an. Wer als erstes alle seine Karten zum Versteck gebracht hat, der hat gewonnen. Natürlich müsst ihr nach jedem Würfeln auch wieder etwas sagen: „Linus und Lina schummeln rasch die Schummelware ins Versteck."

Schummeln: Ihr dürft in einer Runde 2 Karten im Versteck ablegen.

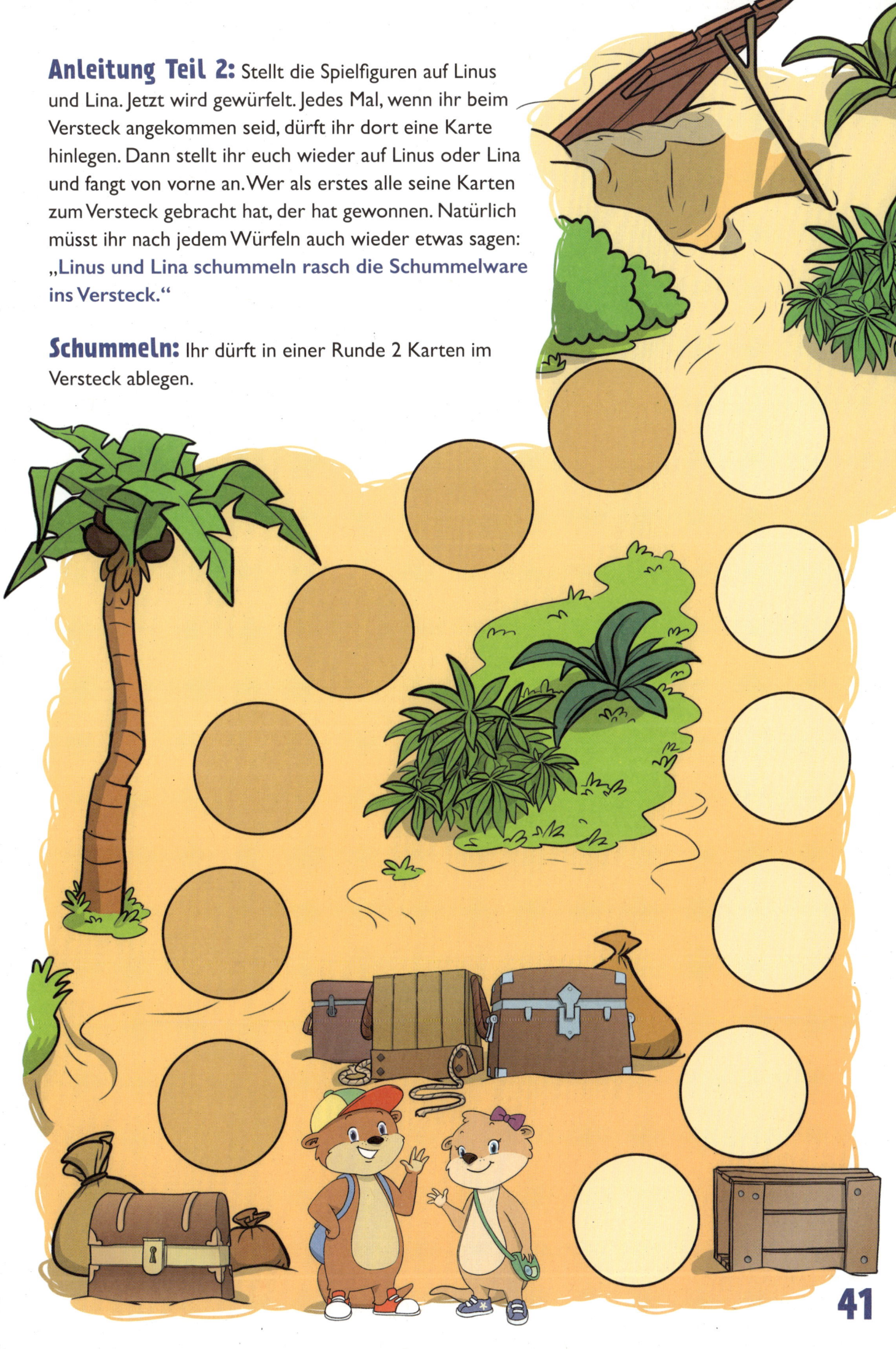

13. Pantomime

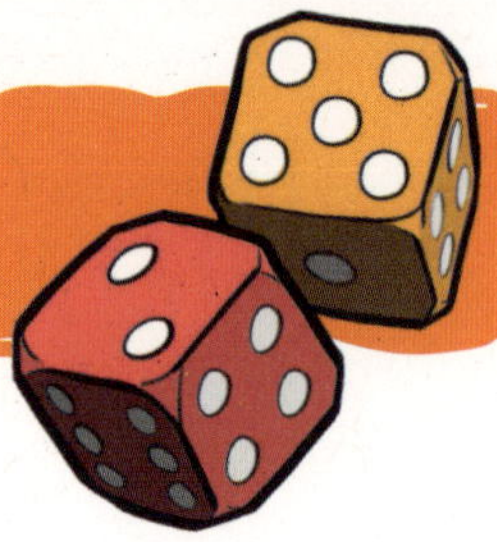

Dafür braucht ihr natürlich auch einen Mitspieler oder besser gesagt: einen Gegenspieler.

 **Material:** Stifte, Muggelsteine

Anleitung: Such dir ein Bild aus, aber verrate es deinem Gegner nicht. Nun versuchst du, das Bild nachzustellen oder nachzuspielen und dein Gegner muss es erraten. Wenn er rät, was du darstellst, sagt er beispielsweise: „Du fährst Schlittschuh." oder „Du springst Seil." Er darf aber immer nur einmal raten, sonst bekommst du den Punkt. Um eure Punkte zu kennzeichnen, darf der Gewinner das entsprechende Bild in seiner Lieblingsfarbe anmalen, umkreisen oder einfach einen Muggelstein darauflegen.

Schummeln: Der Spieler, der das Bild nachspielt, darf eigentlich nicht sprechen. Falls euer Gegner nicht weiterweiß, dürft ihr ihm einmal einen Tipp geben.

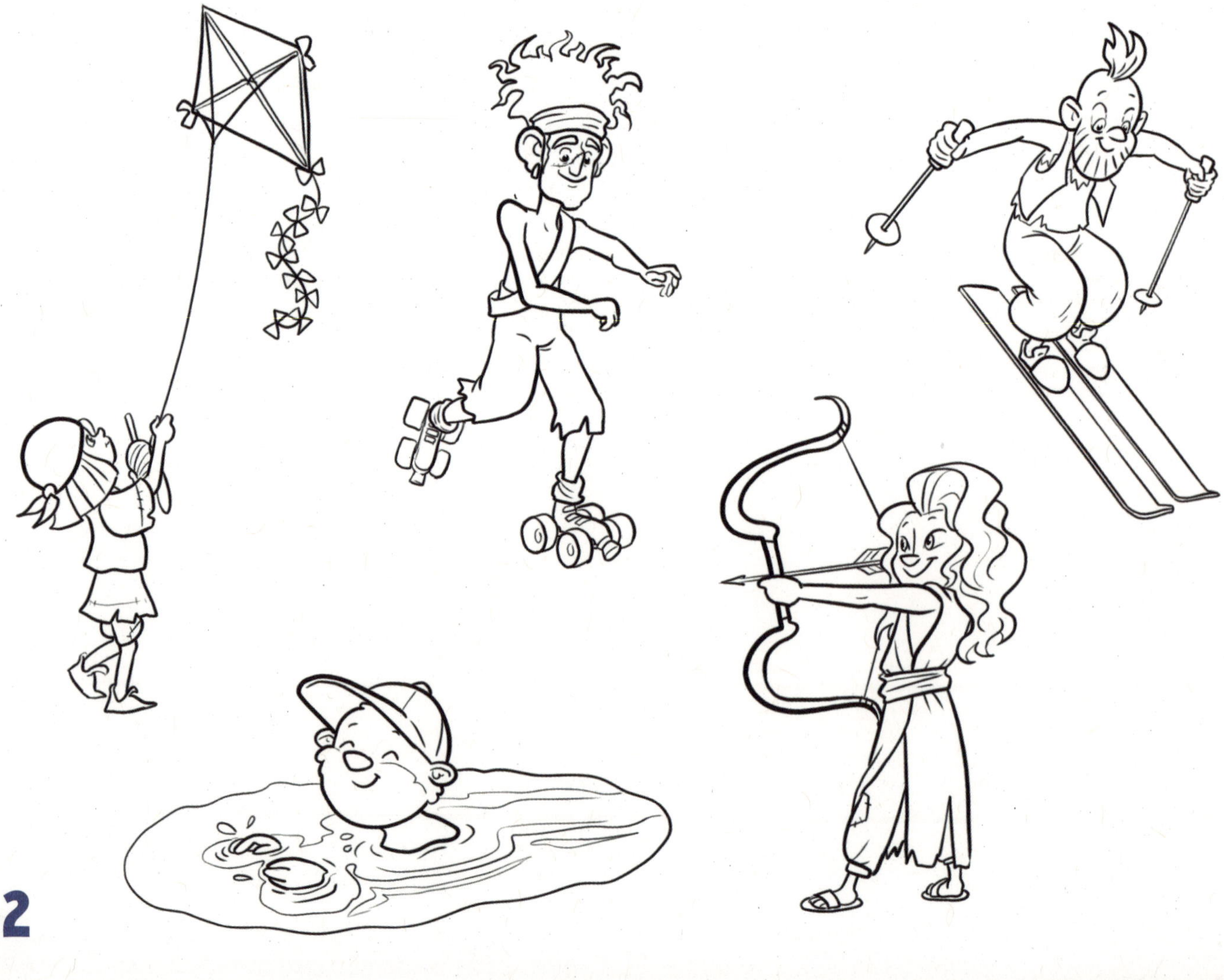

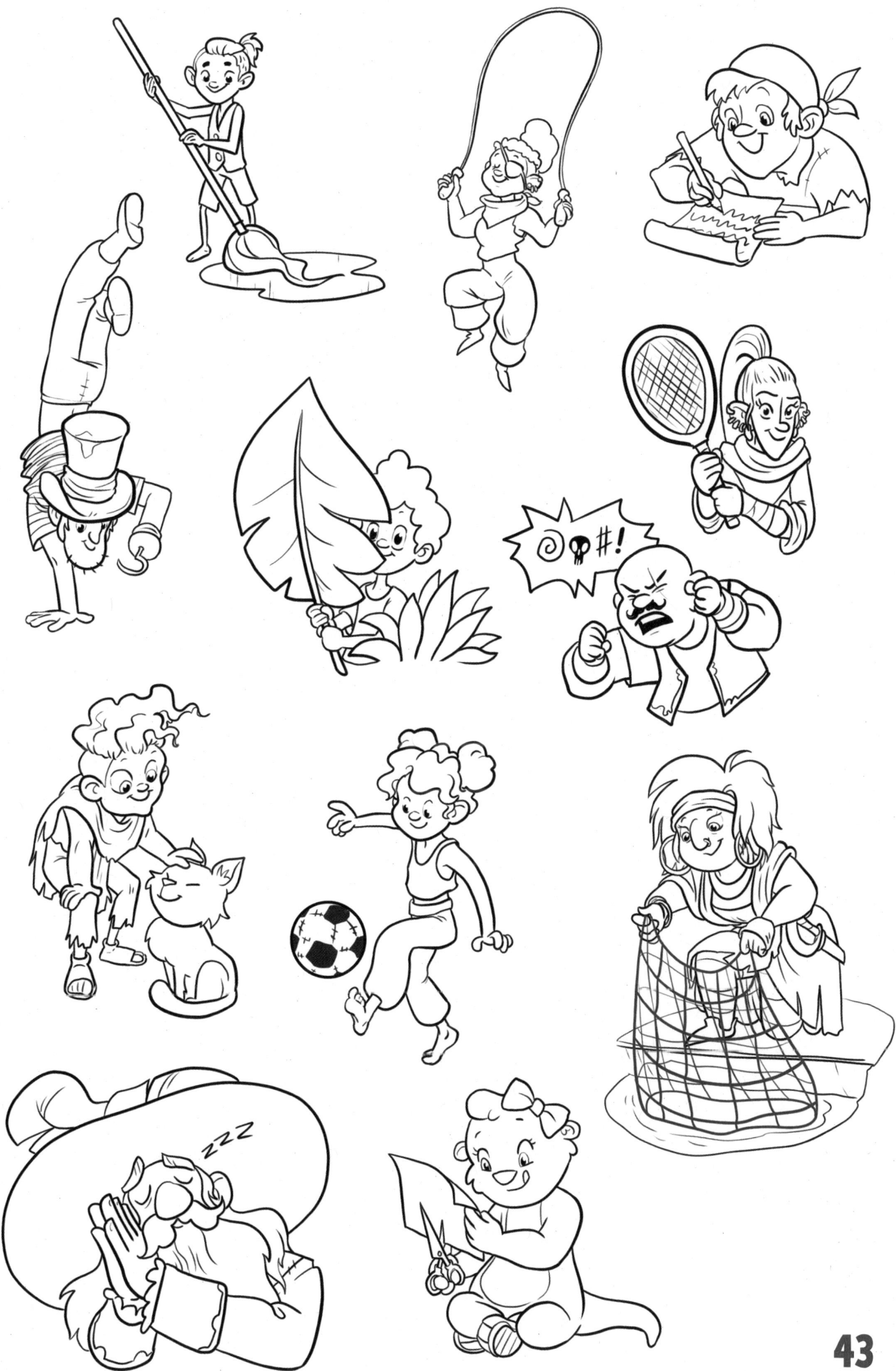

Die Kinder und die Mannschaft sitzen im Kreis um Linus und
Lina herum und feuern sie an. Gerade ist Linus an der Reihe.
Doch bevor er anfangen kann, tritt Käpt'n Scholli in den Kreis.
Er blickt Schnute ernst an und sagt: „Kommst du mal bitte?"
Schnute schaut sich verwirrt um. „Ich, Käpt'n?"
„Ja, du", sagt Scholli. Er zieht ein Stück Stoff aus seiner Tasche.
Eilig rappelt Schnute sich auf. Scholli verbindet ihm die Augen.
Er winkt den anderen, ihnen zu folgen. Dann führt er Schnute
langsam zu einer Hütte.

„Hab ich was angestellt, Käpt'n?", fragt Schnute nervös.
„Das kann man wohl sagen", knurrt Scholli.
Als sie die Hütte erreichen, schickt Scholli die anderen vor.
Dann schiebt er Schnute hinein, löst den Knoten der Augenbinde
und ruft: „Alles Gute zum Geburtstag!"
Linus, Lina und die ganze Piratenbande stimmen zusammen
„Happy Birthday" an. Schnute muss sich eine Träne verkneifen.
Auf dem Tisch steht eine große Torte. Um sie herum stapeln
sich jede Menge bunte Päckchen.
Die letzten Töne des Liedes sind kaum verklungen,
da rufen die Schummelpiratenkinder auch schon
im Chor: „Auspacken!"
Das lässt Schnute sich nicht zweimal sagen.

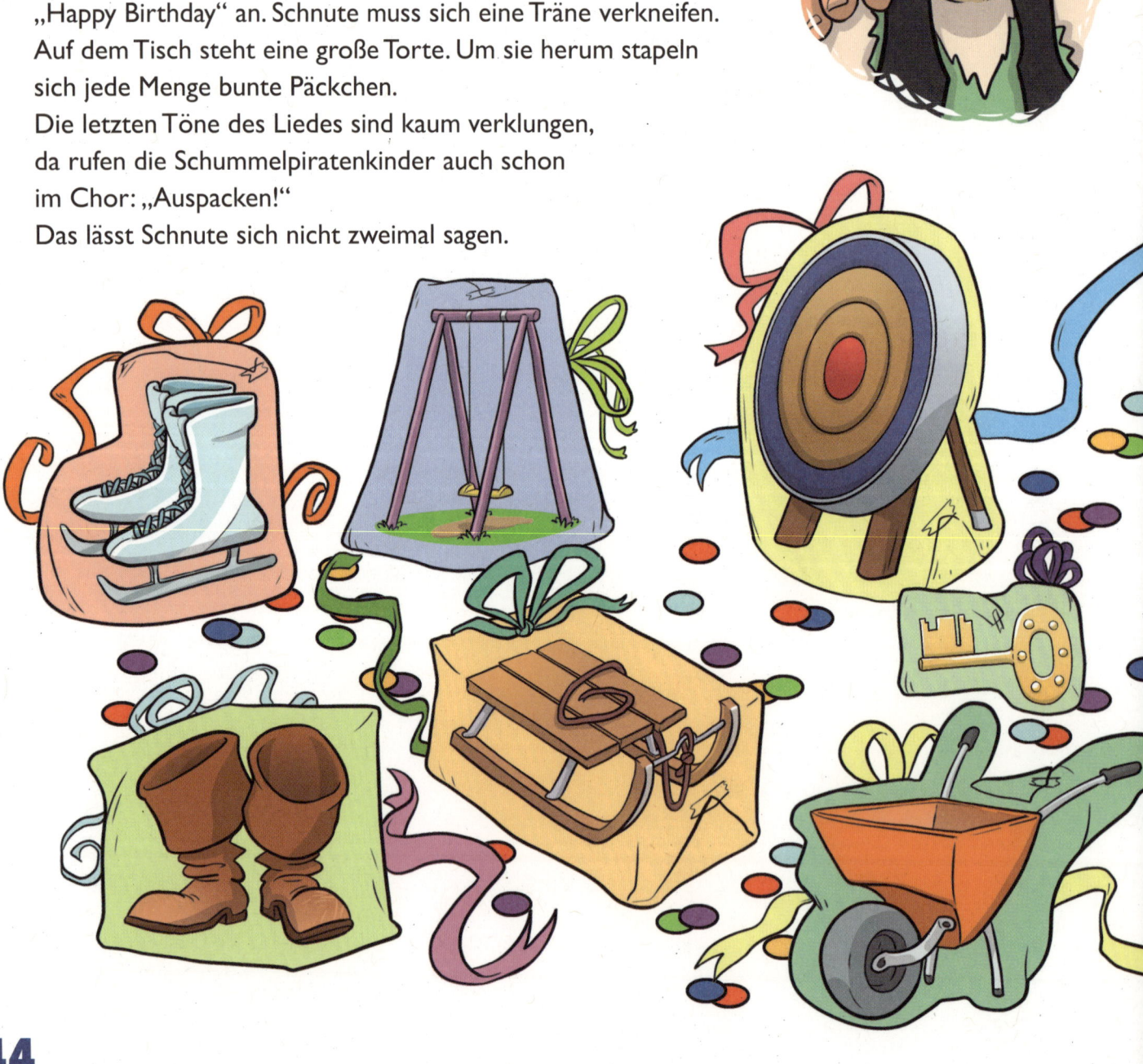

14. Schnute hat Geburtstag

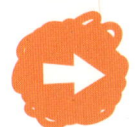

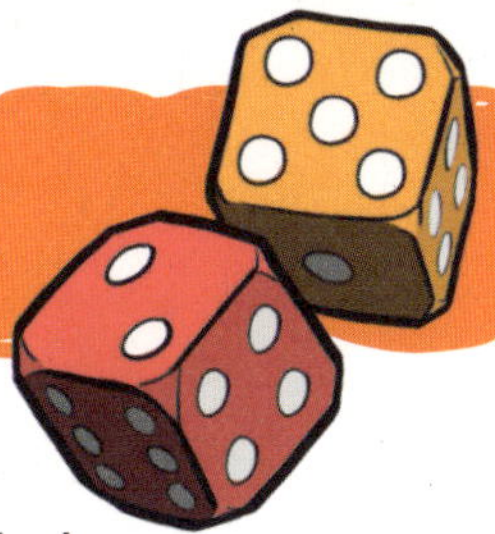

Material: Muggelsteine, Hauptsache 10 kleine Gegenstände einer Farbe

Anleitung: Jeder Spieler bekommt 10 Muggelsteine der gleichen Farbe. Jedes Mal, wenn du an der Reihe bist, wählst du ein Geschenk aus und sagst: **„Der Schummelpirat Schnute hat … in seinem Geschenk.“** Wenn du den Begriff richtig ausgesprochen hast, darfst du einen Muggelstein darauf legen. Wer die meisten Steine auf die Geschenke gelegt hat, hat gewonnen.

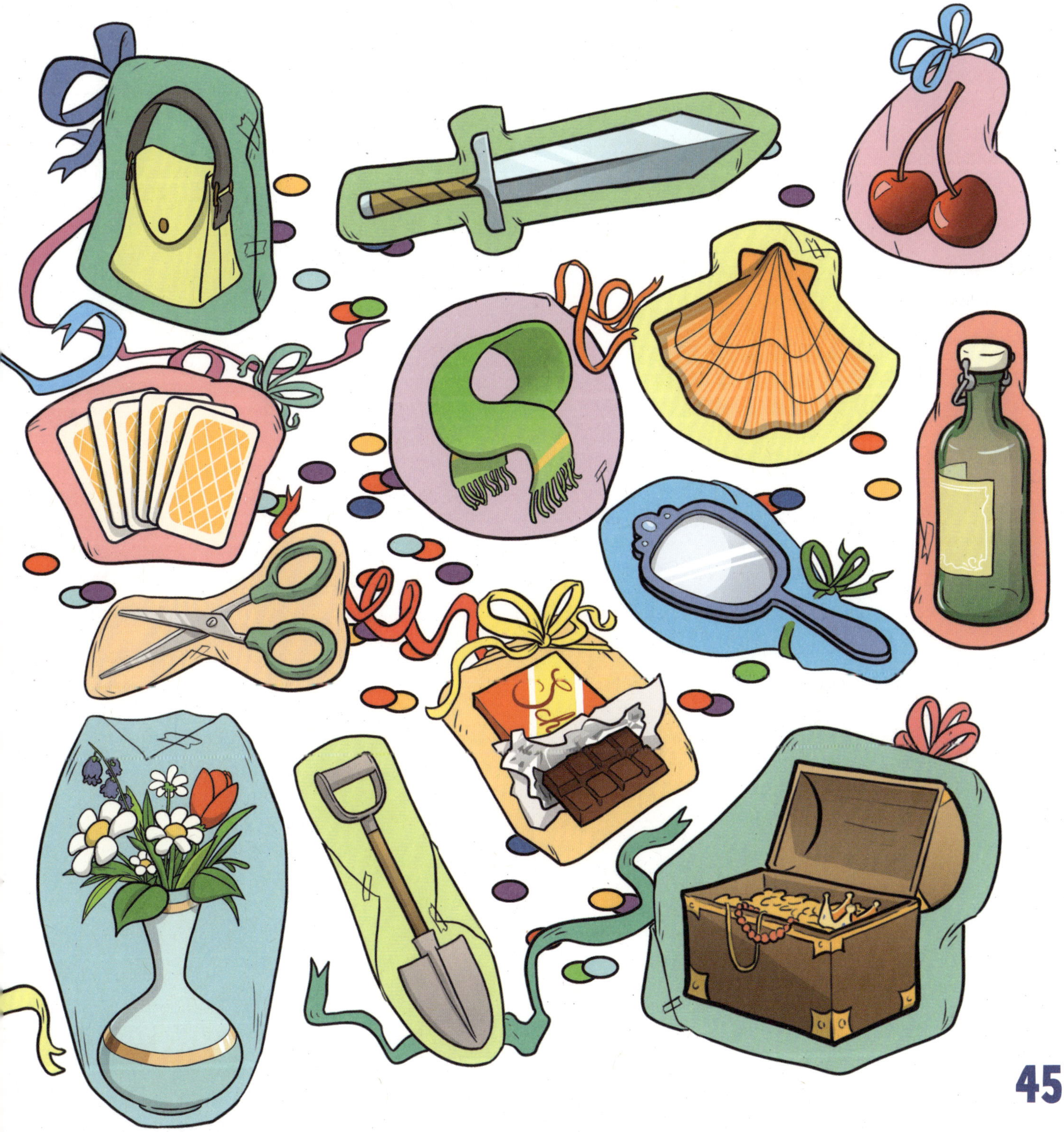

Nachdem Schnute seine Geschenke ausgepackt hat, bekommen alle ein Stück Torte. Linus hat sein Stück in Nullkommanichts verspeist. Den leeren Teller noch in der Hand sagt er:
„Am Geburtstag muss man aber auch was spielen!"
„Hast du ein Lieblingsspiel, Schnute?", fragt Lina.
Schnute schaut sich verlegen um. Sein Blick fällt auf eine große Matschpfütze vor der Hütte, die der Regen zurückgelassen hat. Er räuspert sich, dann sagt er: „Als Kind habe ich am allerliebsten Matschpfützen-Hüpfen gespielt …"

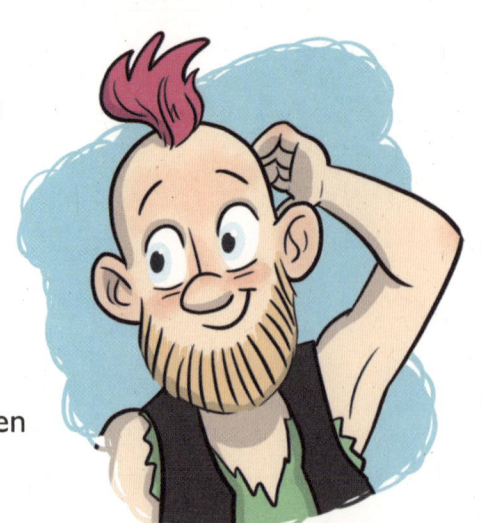

15. Matschpfützen-Hüpfen

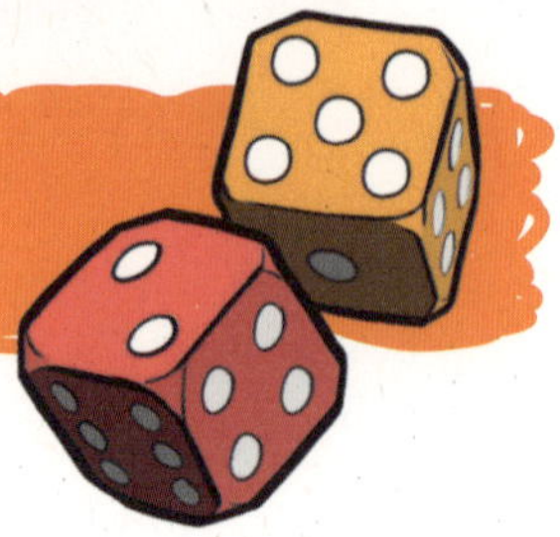

Material: Spielfiguren, Würfel

Anleitung: Matschpfützen-Hüpfen macht mit mehreren Spielern besonders viel Spaß. Stellt dafür Spielfiguren auf das Startfeld und nehmt euch einen Würfel. Jedes Mal, wenn ihr dran seid, setzt ihr eure Spielfigur entsprechend der Augenzahl des Würfels. Dabei sagt ihr: **„Wir springen in die hübschen Matsche-Pfützen und rutschen in den schwarzen See."** Aber Vorsicht: Auf den Matschfeldern rutscht ihr wieder ein Stück zurück. Wer als erster im Ziel angekommen ist, hat gewonnen.

Schummeln: Bei einem Matschfeld dürft ihr 1x stehen bleiben und müsst die Spielfigur nicht versetzen.

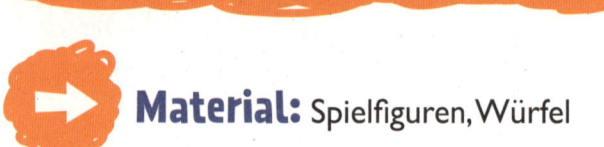

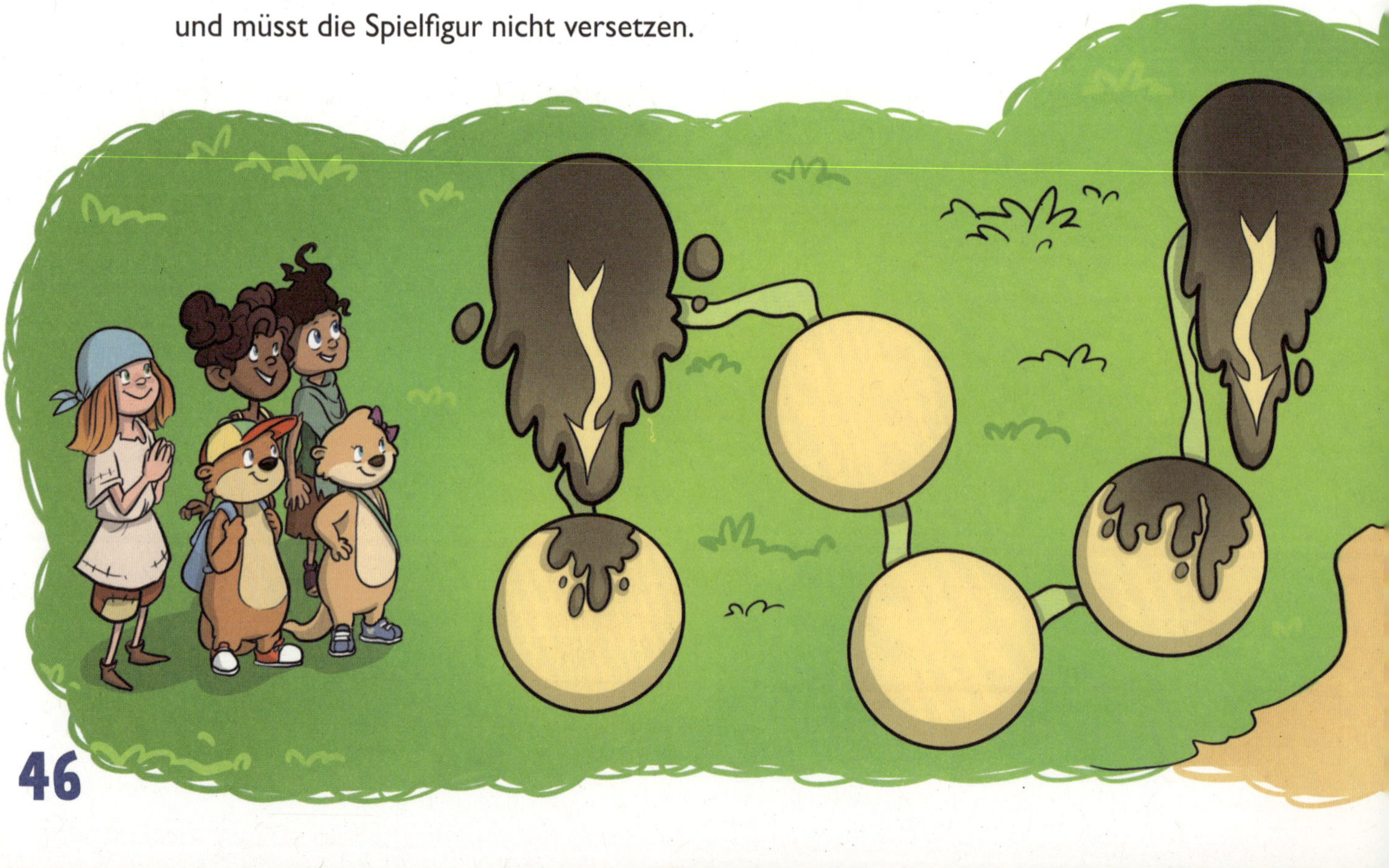

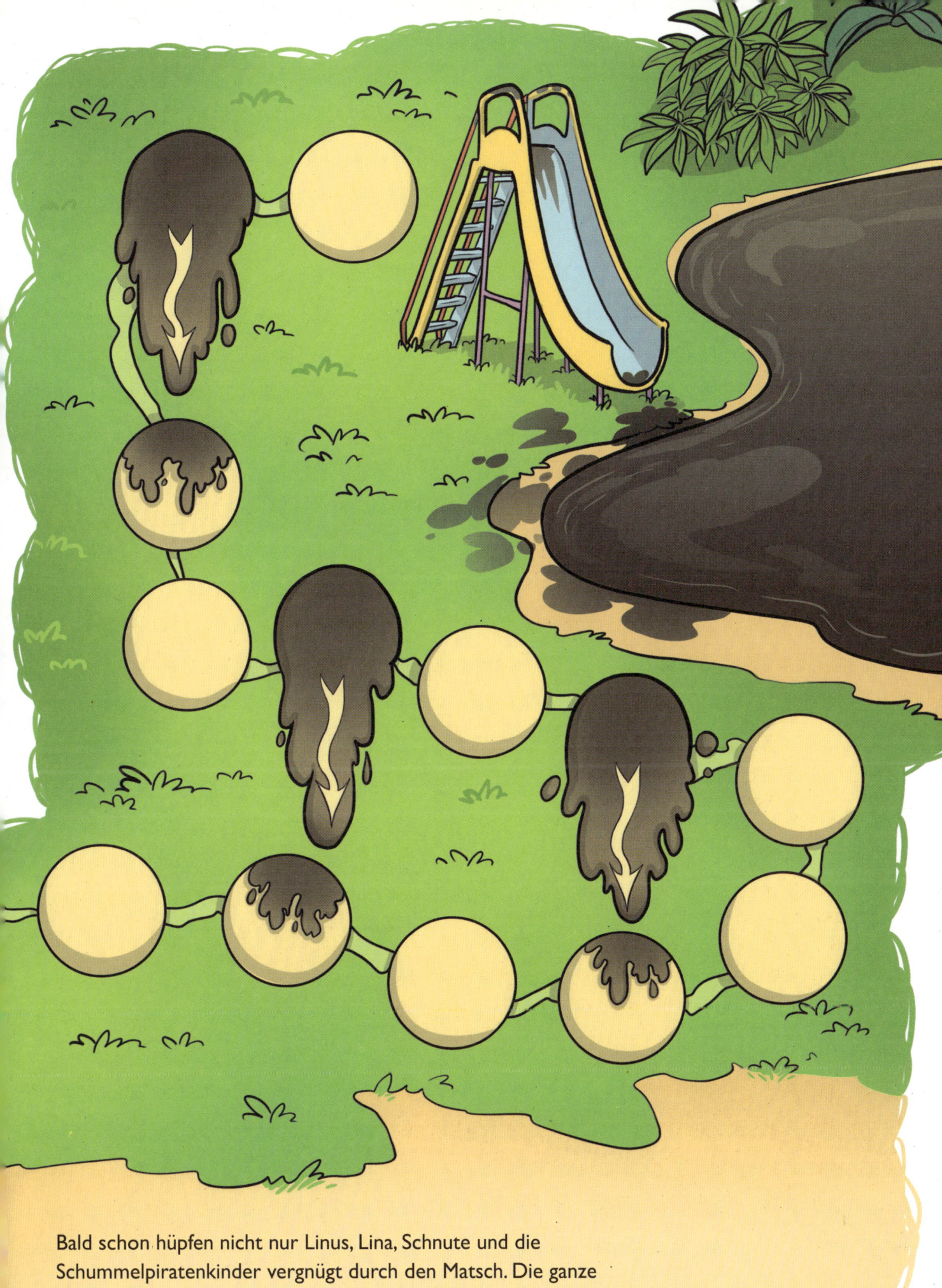

Bald schon hüpfen nicht nur Linus, Lina, Schnute und die Schummelpiratenkinder vergnügt durch den Matsch. Die ganze Mannschaft macht mit. Was für ein wunderbarer Geburtstag!

16. Da stimmt doch etwas nicht

Später versammeln sich alle wieder vor Schnutes Hütte, um mit Limonade auf das Geburtstagskind anzustoßen. Doch was ist das? Im Bild haben sich ein paar Fehler eingeschlichen. Kannst du sie alle finden?

 **Anleitung:** Schaut euch das Bild gemeinsam an und sucht die Fehler. Wenn ihr Fehler findet, dann sagt ihr, was nicht stimmt.

Schummeln: Auf Seite 54 findet ihr eine Auflösung, wo sich die Fehler eingeschlichen haben. Hier dürft ihr schauen, wenn ihr nicht alle Fehler gefunden habt.

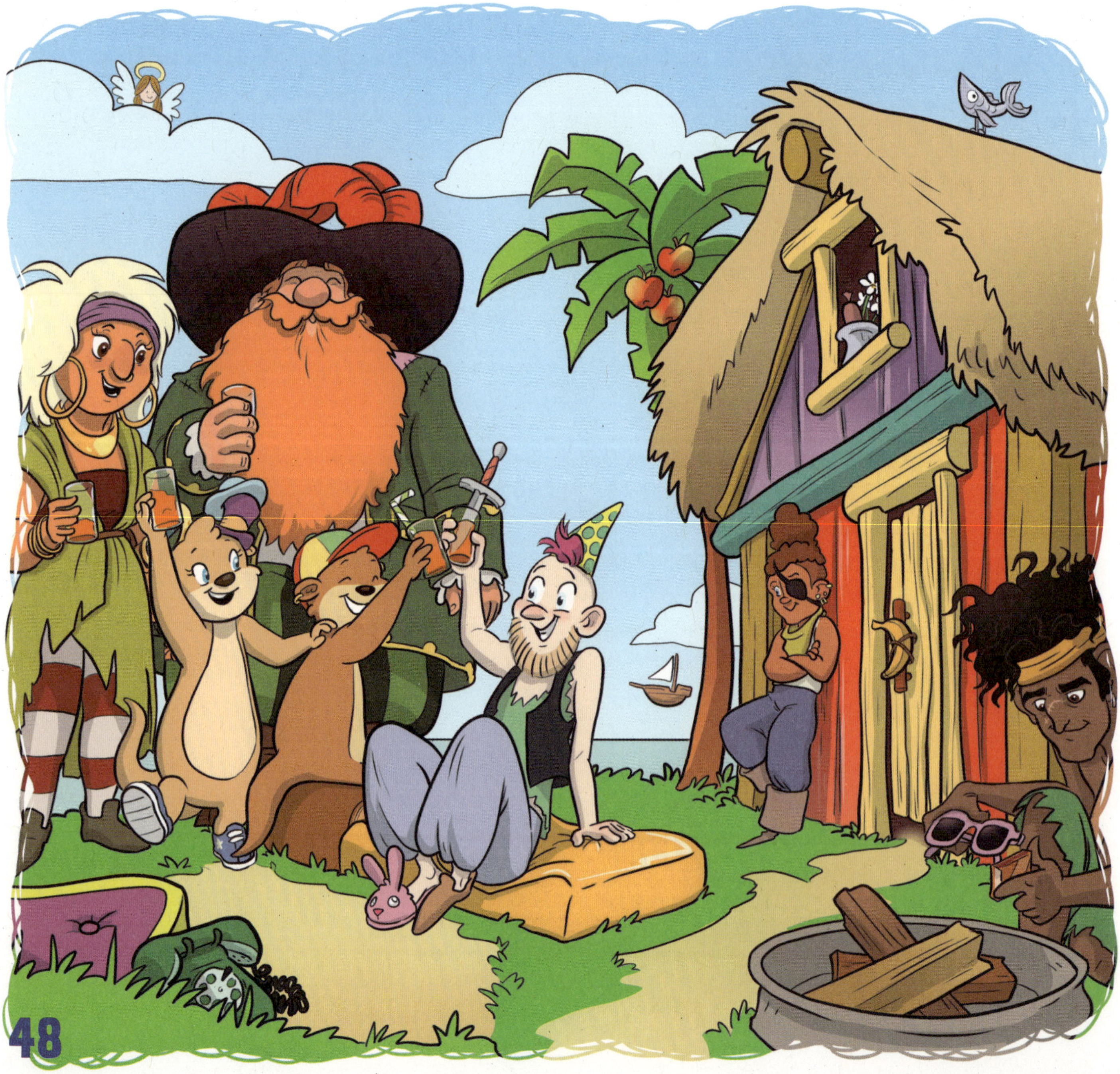

Als die Sonne langsam hinterm Meer versinkt, entzünden die Piraten
am Strand ein großes Lagerfeuer. Linus, Lina und die Piratenkinder
breiten rund ums Feuer große Decke aus. Alle machen es sich darauf
gemütlich. Und es dauert nicht lange, bis der erste Pirat beginnt,
Seemannsgarn zu spinnen.

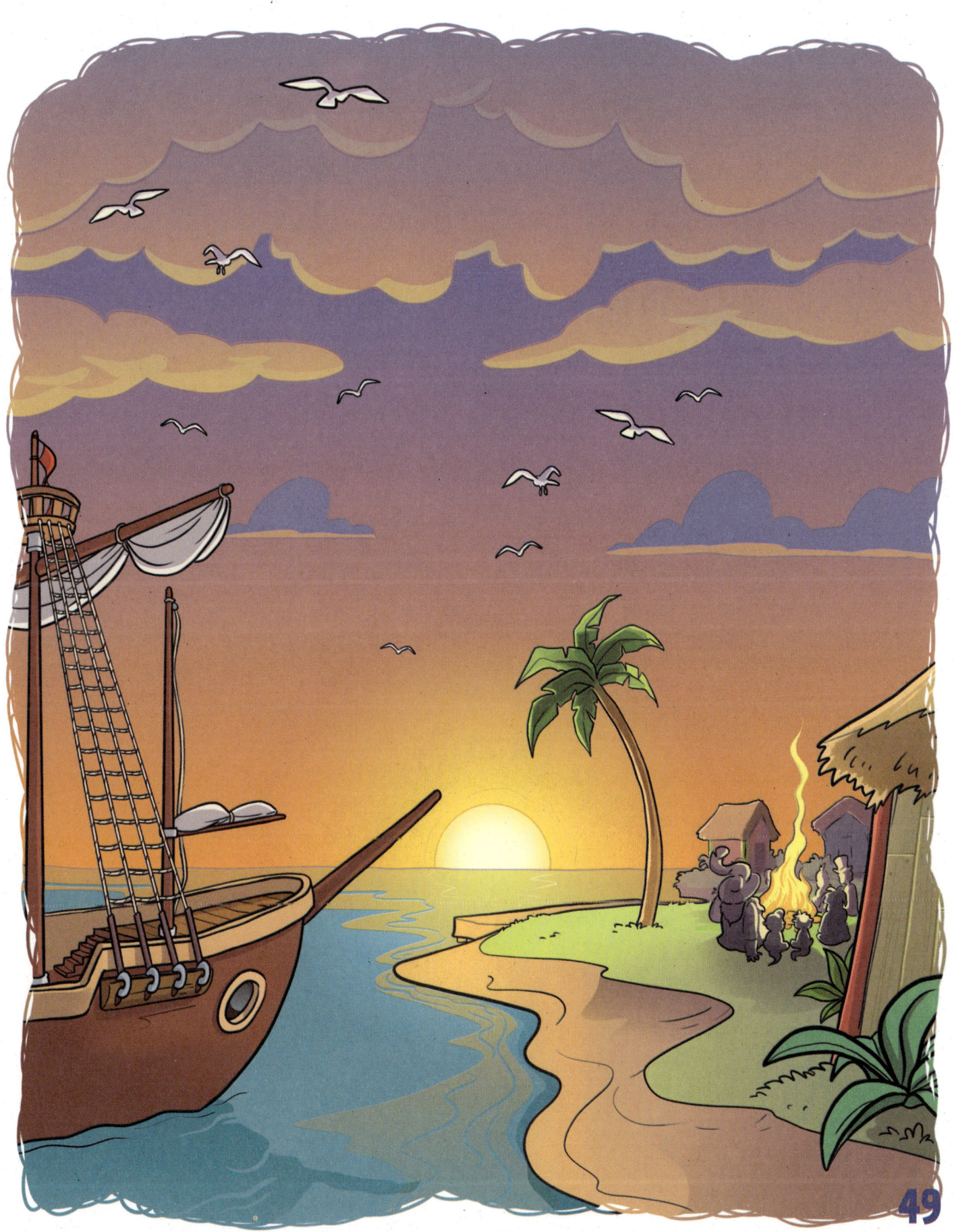

17. Abends am Lagerfeuer

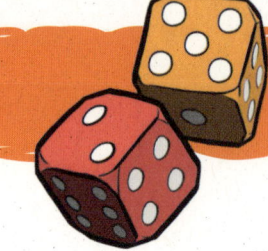

 **Material:** Spielfigur, Würfel

Anleitung: Möchtest du mitmachen und auch eine Geschichte erzählen? Stell dafür eine Spielfigur auf ein beliebiges Feld und nimm dir einen Würfel. Dann ziehst du mit der Spielfigur die entsprechende Zahl an Feldern in eine beliebige Richtung weiter und beginnst, eine Geschichte zu erzählen. Deiner Fantasie sind keine Grenzen gesetzt. Jedes Bild sollte dabei mindestens einmal in der Geschichte vorkommen.

Schummeln: Seid ihr an der Reihe und habt keine Idee wie die Geschichte weitergehen könnte? Dann dürft ihr euren Spielpartner um Rat fragen oder ihn bitten, die Geschichte weiter zu erzählen.

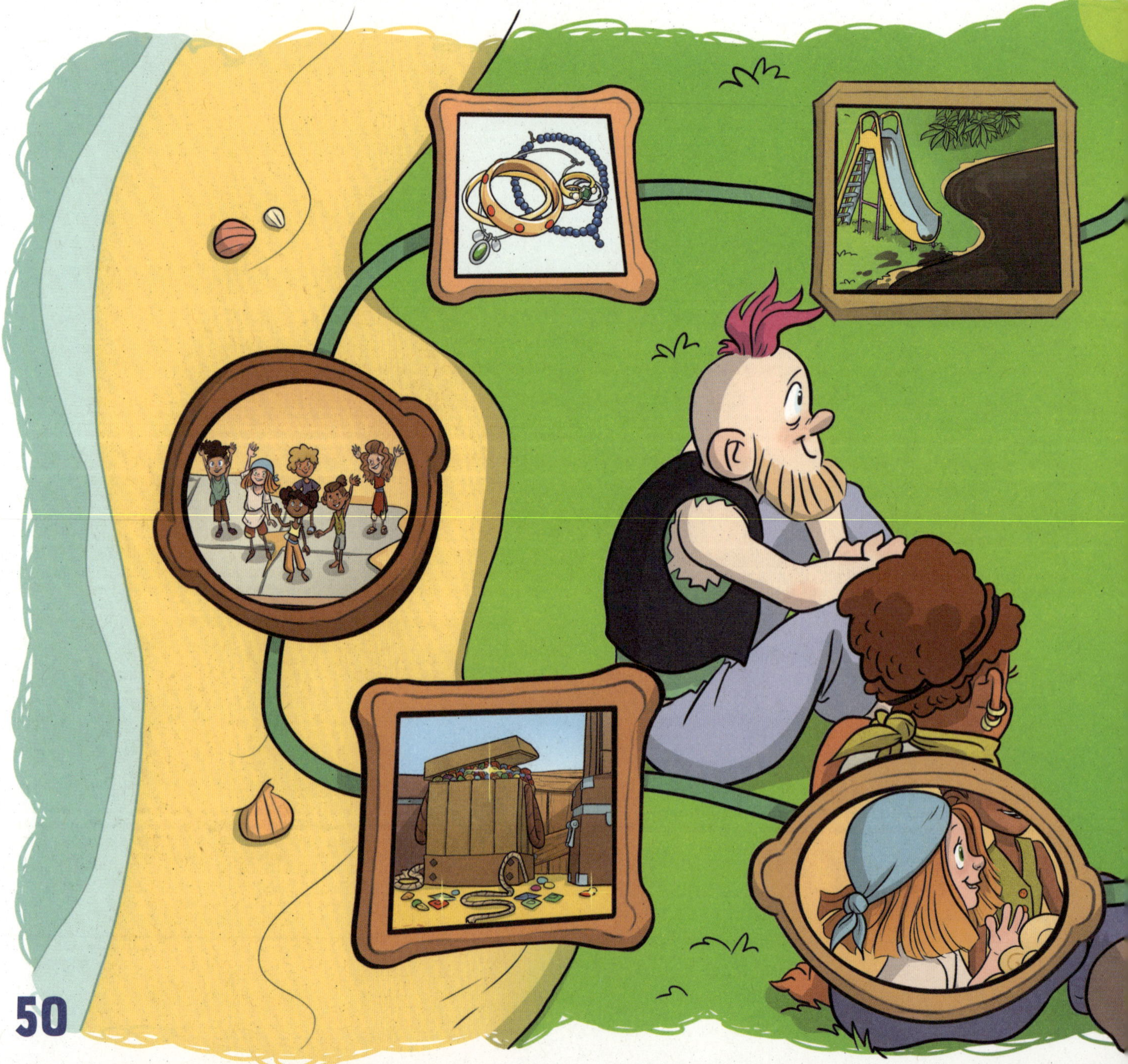

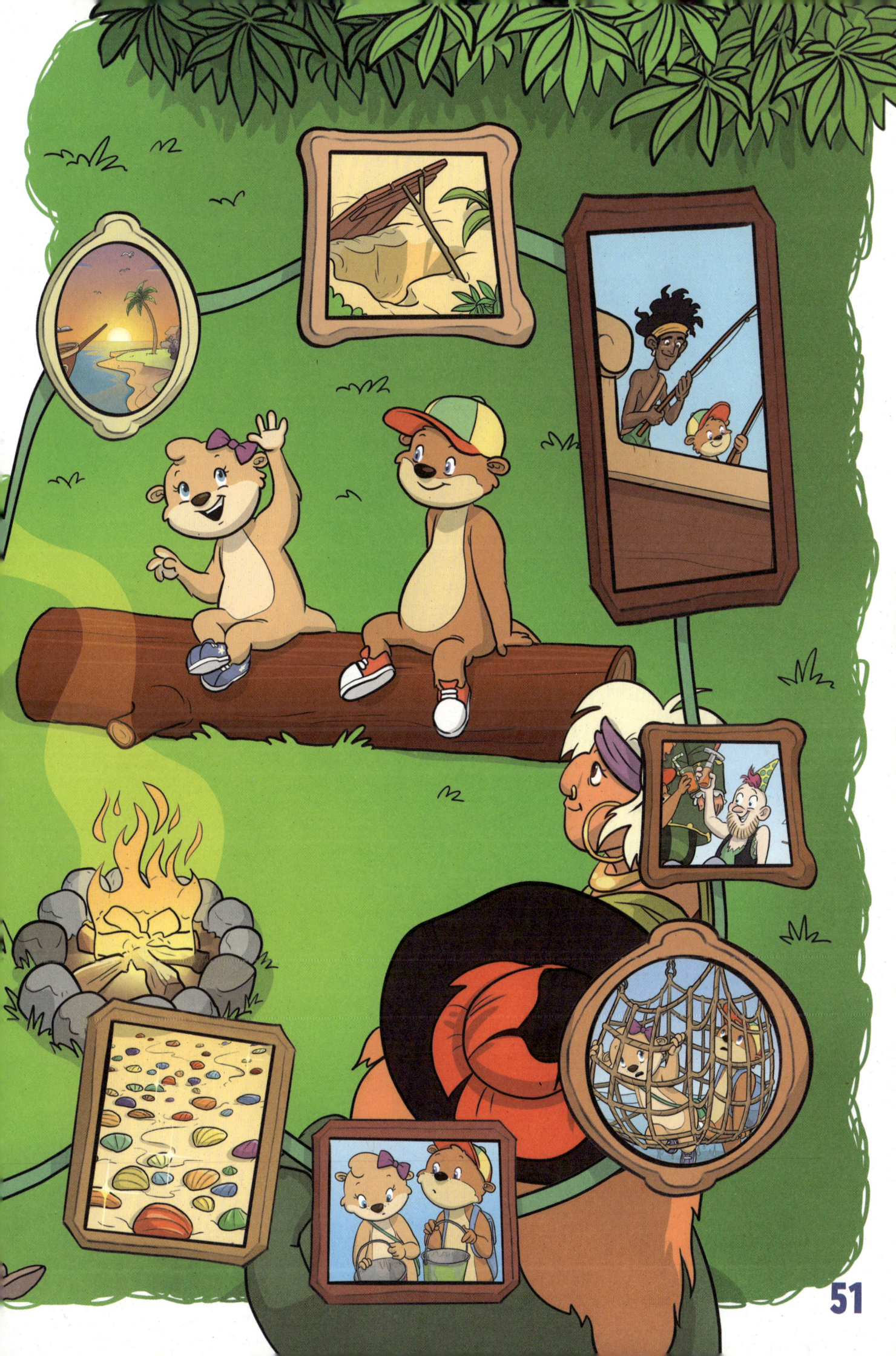

Während die Piraten um sie herum lachen, singen und erzählen, lehnt sich Linus zu seiner Schwester hinüber. „Das war ein tolles Abenteuer", sagt er. „Aber ich glaube, jetzt möchte ich gern nach Hause!"
Lina lächelt und nickt. „Dann kann ich Mama und Papa meine Muscheln zeigen!"
Die beiden versprechen den Schummelpiratenkindern, sie bald wieder zu besuchen. Immerhin gehören sie ja jetzt zur Mannschaft! Sie winken der ganzen Bande noch einmal zu, bevor sie ins Wasser stapfen. Kurz darauf sind sie im Meer verschwunden.

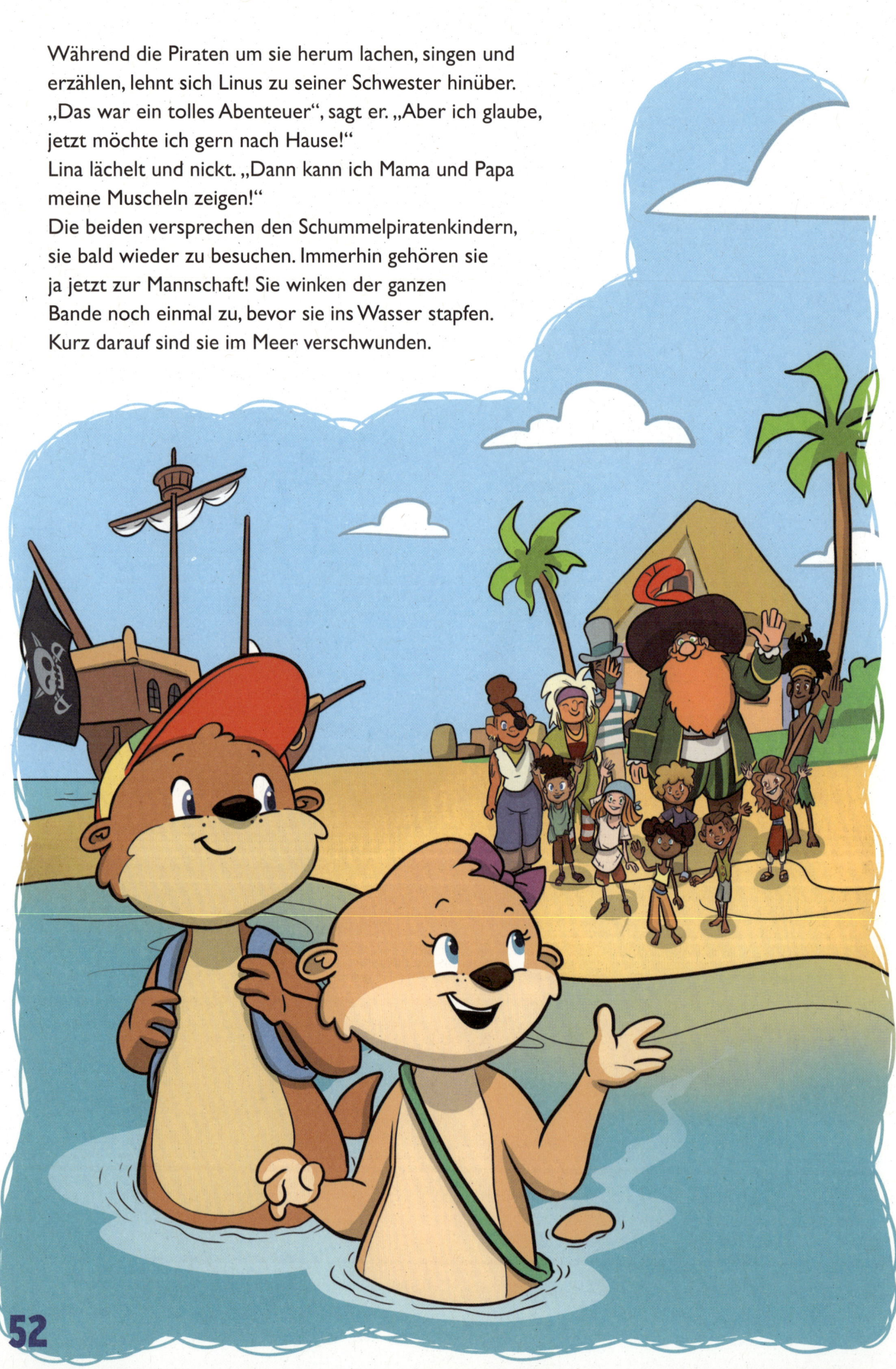

Als sie wieder auftauchen, stehen Mama und Papa Otter wie immer schon am Ufer des Kleinen Sees. Mit wenigen Sätzen sind Linus und Lina bei ihnen und werfen sich in ihre Arme. Mama und Papa Otter drücken ihre Abenteurer fest an sich.

In Linas Rucksack knirscht es leise. Erschrocken löst sie sich aus der Umarmung. Sie öffnet den Rucksack und schaut hinein. „Puh, ein Glück", sagt sie. „Die Regenbogenmuscheln sind noch heil."

„Regenbogenmuscheln?", fragt Mama Otter.
„Die haben wir auf einer einsamen Insel gefunden", erklärt Linus.
„Auf der Flucht vor den Pingelpiraten!"
„Pingelpiraten?", fragt Papa Otter.
Statt einer Antwort ertönt aus Linus Bauch ein lautes Knurren.
„Ich glaube, wir müssen erstmal die Kombüse ansteuern", sagt Lina.
Sie lacht und hakt sich bei ihrem Bruder unter.
Mama und Papa folgen den beiden zurück zum Bau.
Und beim Abendessen erzählen Linus und Lina ihnen
dann ganz genau, was sie alles erlebt haben.

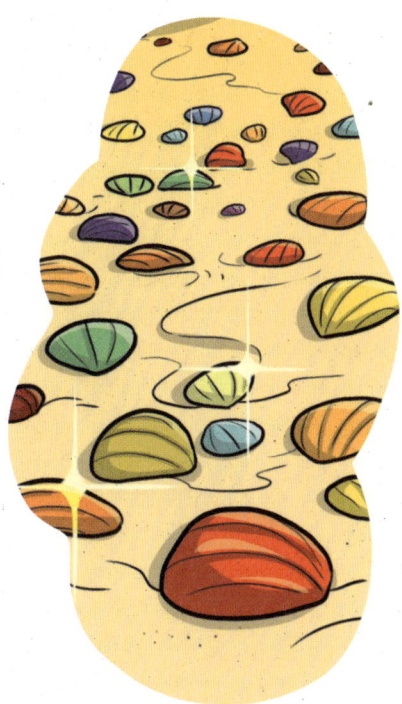

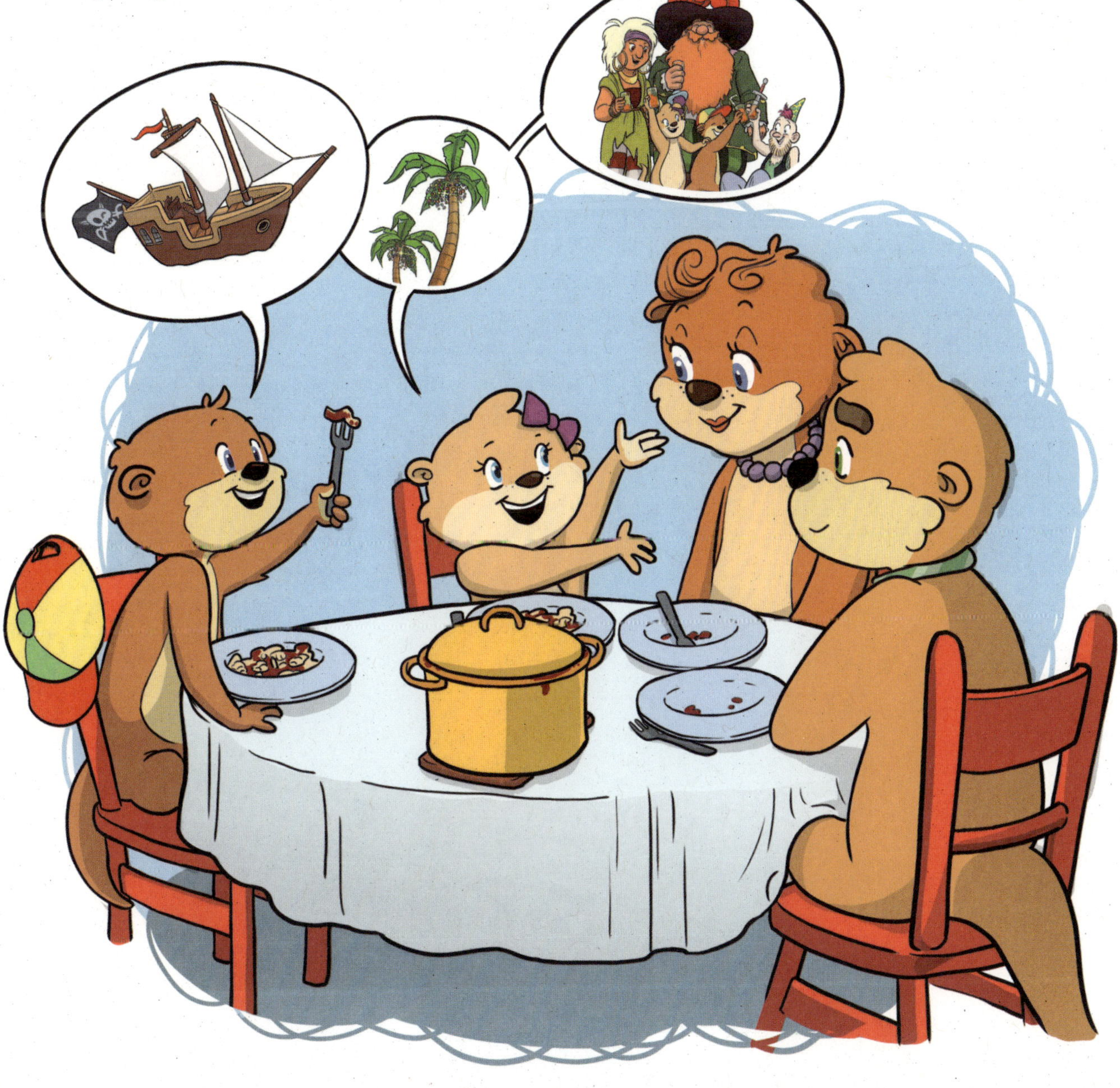

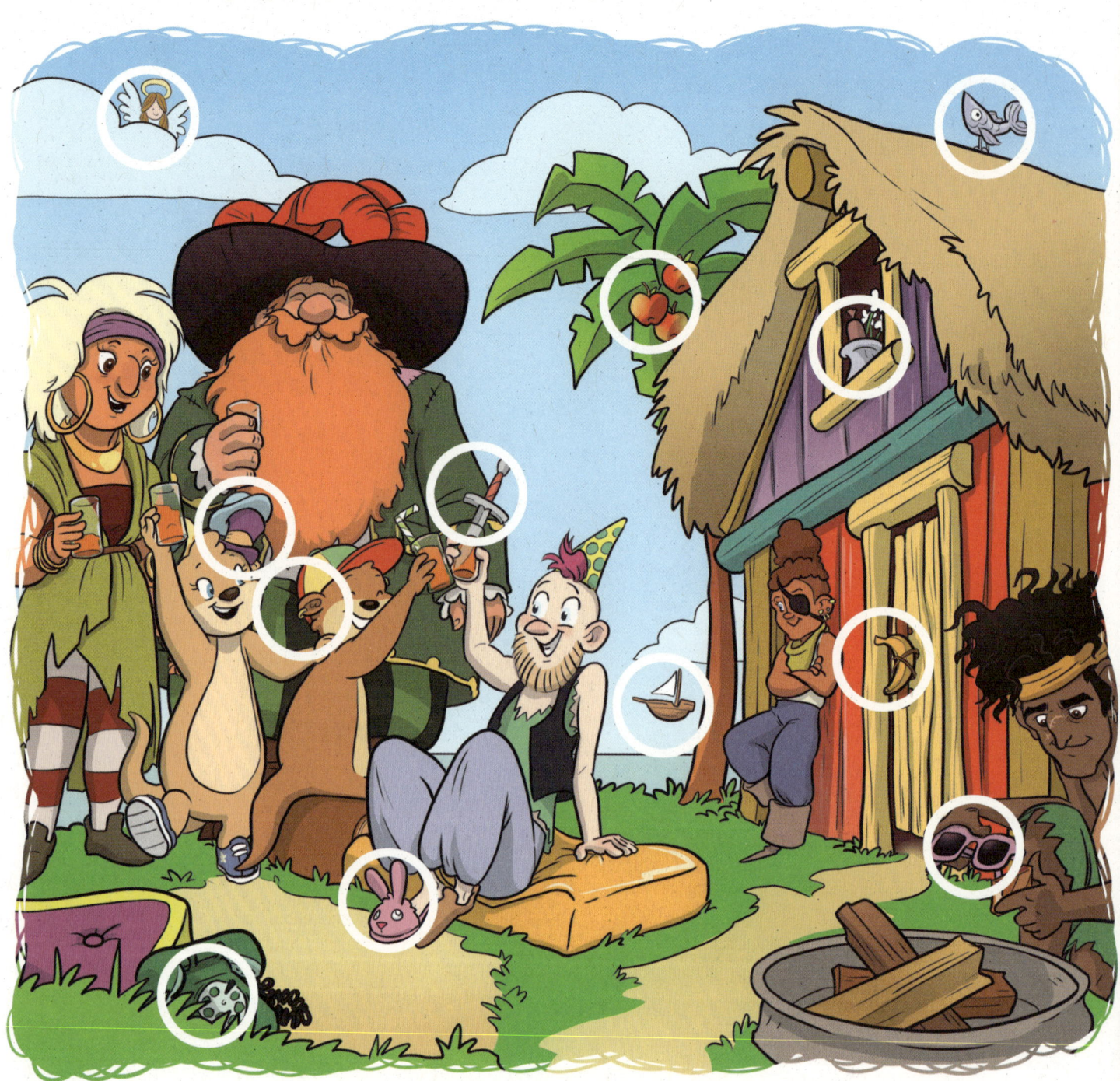

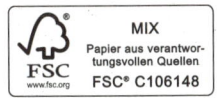

Originalausgabe
© 2020 Verlag Friedrich Oetinger GmbH,
Max-Brauer-Allee 34, 22765 Hamburg
Migo im Verlag Friedrich Oetinger · Hamburg
Alle Rechte vorbehalten

© Text: Anna Mattersberger · Tanja Weskamp-Nimmergut · Johanna Fischer
© Einband und farbige Illustrationen: Vera Rehaag
© Art Director: Igor Dolinger

Druck und Bindung: Aduprint Druckerei und Verlag GmbH, Csikós utca 8, 1033 Budapest, Ungarn

Printed 2020
ISBN 978-3-96846-012-3
www.migo-verlag.de

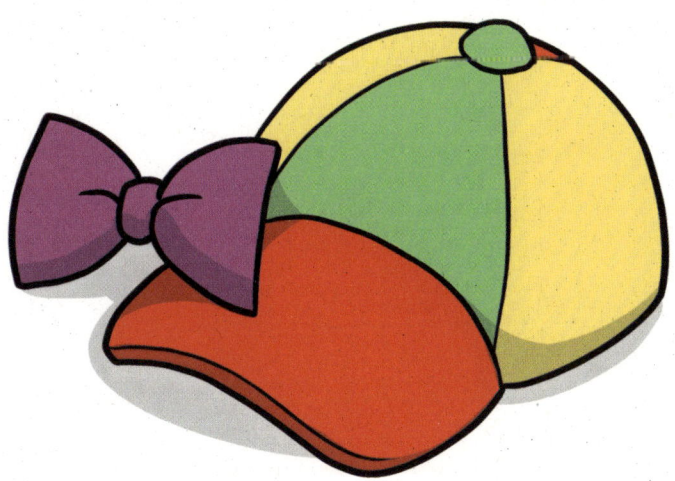

Mehr Workbooks mit Linus und Lina

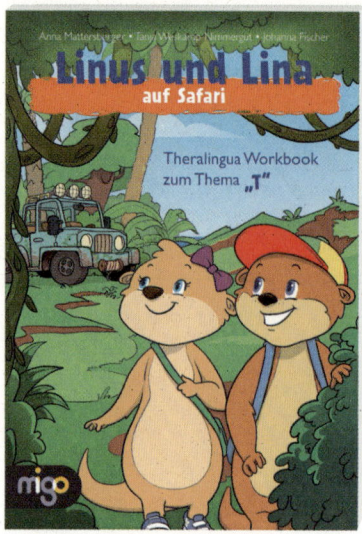

Tanja Weskamp-Nimmergut
Johanna Fischer · Anna Mattersberger
Linus und Lina auf Safari
Theralingua Workbook zum Thema „T"
64 Seiten · Ab 5 Jahren · ET: 24.08.2020
ISBN 978-3-96846-013-0

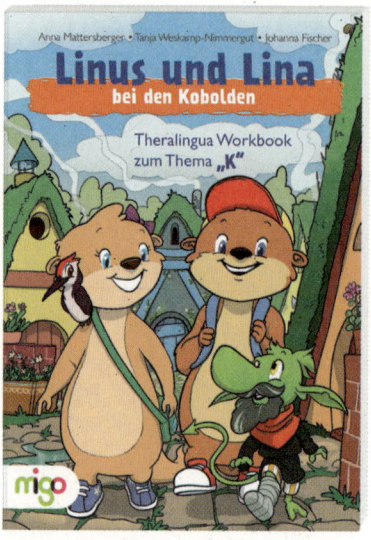

Tanja Weskamp-Nimmergut
Johanna Fischer · Anna Mattersberger
Linus und Lina bei den Kobolden
Theralingua Workbook zum Thema „K"
64 Seiten · Ab 5 Jahren · ET: 23.11.2020
ISBN 978-3-96846-014-7

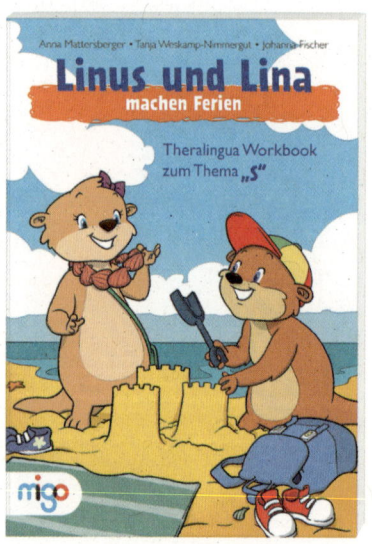

Tanja Weskamp-Nimmergut
Johanna Fischer · Anna Mattersberger
Linus und Lina machen Ferien
Theralingua Workbook zum Thema „S"
64 Seiten · Ab 5 Jahren · ET: 21.09.2020
ISBN 978-3-96846-011-6

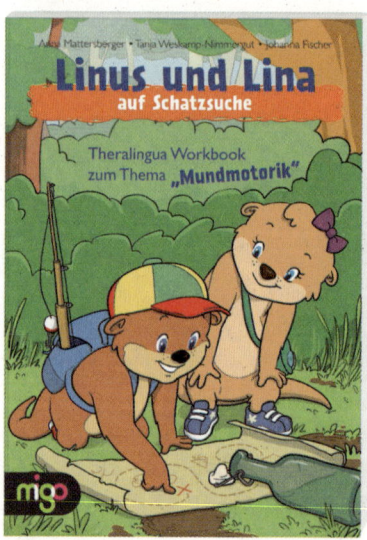

Tanja Weskamp-Nimmergut
Johanna Fischer · Anna Mattersberger
Linus und Lina auf Schatzsuche
Theralingua Workbook zum Thema „Mundmotorik"
40 Seiten · Ab 5 Jahren · ET: 20.07.2020
ISBN 978-3-96846-010-9

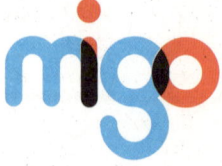

Weitere Informationen unter www.migo-verlag.de